言語聴覚士になろう！

みやの ひろ

青弓社

言語聴覚士になろう！

目次

第3章 言語聴覚障害の特徴とリハビリテーション

第4章
現役言語聴覚士の仕事風景　108

第5章 言語聴覚士の適性と心構え 166

装画──キムラみのる　装丁・本文レイアウト──和田悠里

はじめに

みなさんにとって、「コミュニケーション」とはなんでしょうか。それは会話であり、意思疎通であり、情報交換であり……と、様々な考え方があると思います。ただ、そこには必ず「言葉」が関係してきます。「言葉」とは、実に不思議なものです。形がなく、目にも見えず、しかも一瞬で認識できなくなってしまう不確かな存在です。しかしわれわれ人類は、その不確かな「言葉」を駆使することによって発展を遂げてきました。

本書を書いている現在、世界規模で新型コロナウイルス感染症が懸念されています。二〇二〇年四月には、日本でも初となる緊急事態宣言が政府から発出されて、生活パターンの変化を余儀なくされました。学生も社会人も在宅学習、在宅勤務を導入し、多くの人がパソコンやタブレット端末、スマートフォンを使ったウェブ授業やウェブ会議に切り替わりました。私自身も関係機関とはウェブ会議をおこなっています。しかし、世の中にはメールやメッセージ、SNS（ソーシャルネットワーキングサービス）などの文字媒体でやりとりができるツールがたくさんあり、しかもそれらのほうが正確で大容量の情報を伝達できる場合もあります。それにもかかわらず、私たちは、わざわざ顔を見せ合って音声でのコミュニケーションをおこなっています。「言葉」とは、それほど有用なコミュニケーションツールだと感じている証しではないでしょうか。

このように私たちが当たり前に駆使している「言葉」は、脳や口、耳などの各器官と緻密に連携しながら処理されています。何らかの原因によって、この一連の過程のどこかに異常が生じると、言葉が話せない、音が聞こえないなど〝言葉を使うこと〟に問題が生じます。これらを「言語聴覚障害」といい、私たち言語聴覚士は、医学はもちろん、心理学や教育学などのあらゆる視点から言葉を分析し、言語聴覚障害に対して専門的にアプローチをおこないます。

本書は言語聴覚士という仕事の紹介とともに、言語聴覚士を目指す人に向けたメッセージを記しています。

第1章「言語聴覚士ってどんな仕事?」では言語聴覚士という仕事の概要や歴史、主な活躍の場、法律などを、第2章「言語聴覚士になるには?」では言語聴覚士になるための方法や養成校の様子、カリキュラムを、第3章「言語聴覚障害の特徴とリハビリテーション」では脳や口、耳などの構造や機能から、それらが損傷して生じる言語聴覚障害の特徴やリハビリテーションの実践例を、第4章「現役言語聴覚士の仕事風景」では現役の言語聴覚士の体験談を通して、職場での一日の活動内容や言語聴覚士を目指した理由、患者との思い出のエピソードを、第5章「言語聴覚士の適性と心構え」では適性や心構え、学生のうちに学んでおいたほうがいい事柄などを、第6章「資格取得後のスキルアップ」では言語聴覚士の将来のビジョンとして、学会参加や認定制度など、スキルアップの具体例を説明します。

初めから読んでもかまいませんし、好きな項目をかいつまんで読んでもかまいません。養成校に入学する前の学生はもちろん、養成校入学後にも読み返してモチベーションを高めていけるように、実体験を交えながら〝あるある〟や失敗談なども惜しみなく加え、内容盛りだくさんで書きました。

私が言語聴覚士という職業を知ったのは、高校三年生の春でした。クラスメートが受験勉強に取り組んでいるなか、いまだに進路に悩んでいた私に親が買ってきた医療・福祉の仕事紹介本の一ページにこの職業が載っていました。初めて「言語聴覚士」という名前を見たときに「よくわからないけど、なんかかっこいい！」と感じた私は、真っすぐに言語聴覚士という未知の世界に飛び込み、気づけばもう十余年。いまもこの道を歩んでいます。本書を手に取ってくれたみなさんに、昔の私のように、少しでも将来のお役に立てればと思い筆をとりました。日本ではまだまだ言語聴覚士の人数が足りておらず、私たちのことを待っている人がたくさんいます。願わくば、本書をお読みのあなたが未来の言語聴覚士として、ともに活躍してくださることを期待しています。

第1章 言語聴覚士ってどんな仕事？

1 「言葉」の不思議な魅力

みなさんは「言葉」という単語を見て、何をイメージしますか？　きっと、多くの人は「話し言葉（音声）」をイメージするのではないでしょうか。しかし、言葉はそれだけでなく、ほかにもたくさんの役割があります。ここでは、そんな言葉の役割の一端に触れて、言葉がもつ不思議な魅力と、言葉と言語聴覚士の関わりをみていきます。

言葉の学習

私たちの日常には「言葉」があふれています。朝起きて家族にあいさつをする、新聞を読む、ニュースのアナウンサーの声に耳を傾ける、街なかの広告を目にする、学校の授業の内容をノートに書く、仕事でパソコンに文字を打ち込む、友人と電話やメールをする、SNSをする、恩師に手紙を書くなど、日常のあらゆる場面に「言葉」が存在しています。私たちはこうして「言葉」というコミュニケーション手段を用いて他者と交流し、お互いの意思を伝え合い、ときにはぶつかり合いながらも社会生活を営んでいます。

では、私たちはどうやって言葉を学んだのでしょうか。小学校の国語の授業？　確かに、ひらがなやカタカナ、漢字などの書き言葉（文字）や「てにをは」などの文法規則の理解は小学校で勉強したことでしょう。しかし、それ以前の幼少期から私たちは言葉を使って家族とコミュニケーションを取っていました。

生まれたばかりの赤ちゃんは、まだ言葉を話すことはできません。泣いたり、手足をバタバタさせたりしながら自分の感情を訴えています。そこに保護者が「ボールのおもちゃがあるよ？」とか「ワンワンがいるね」などのように物を見せながら言葉かけをすることで、物の名前を知り、少しずつ言葉を学習していきます。そして、成長に伴い、理解できる言葉の数が増えていき、言葉を話せるようになります。

また、私たちは当たり前のように日本語を話しますが、それは私たちが日本人の親から生まれたから日本語を話せるのでしょうか。実はそうではありません。赤ちゃんには、あらゆる言語の音を聞き分けて習得する力が備わっています。例えば、日本人にとって聞き分けが難しい英語の「R」と「L」の発音も、赤ちゃんのときには聞き分けられるといわれています。しかし、成長の過程で聞き分ける必要がない音は、聞き分けられなくなるようです。したがって、国籍や人種に関係なく、

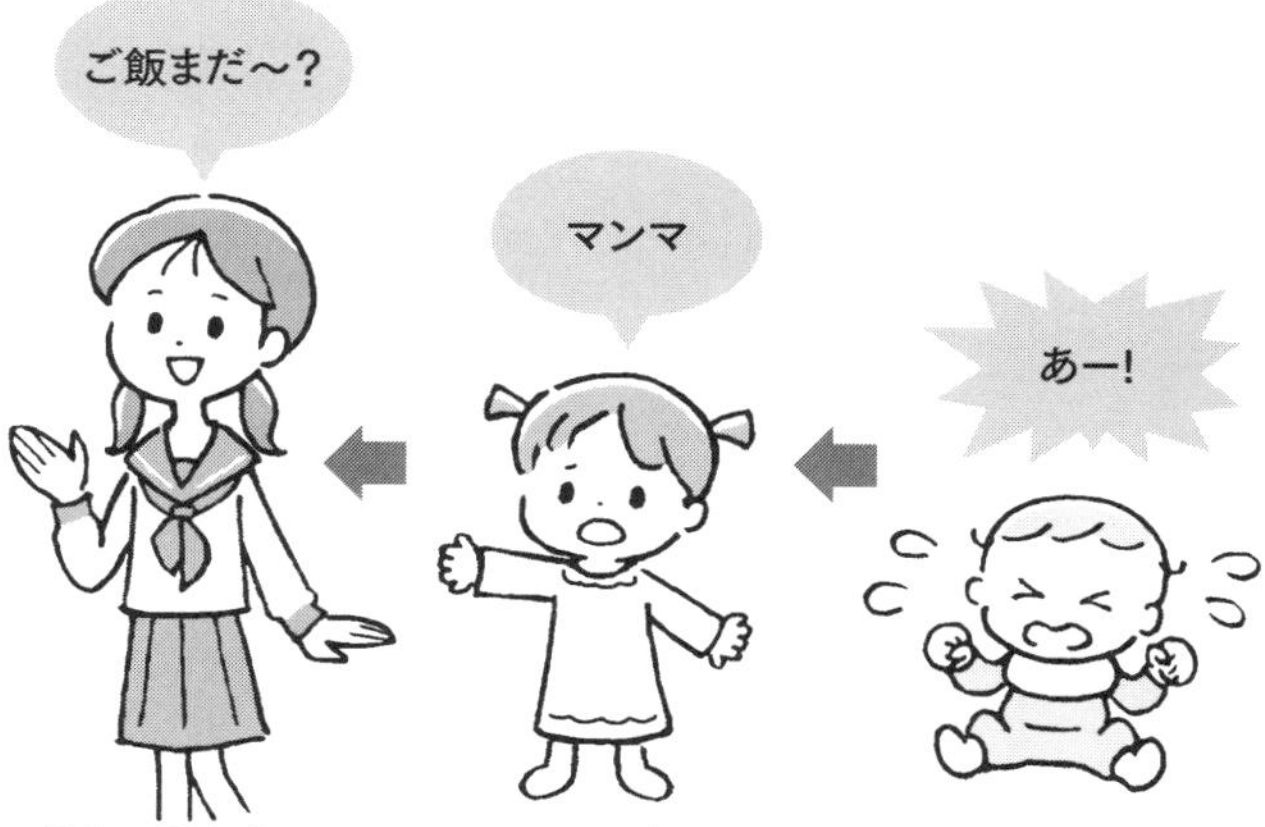

図1　言葉の発達（イラスト：キムラみのる）

生まれたばかりのころから日本語で子育てをすれば日本語を、英語で子育てをすれば英語を、フランス語で子育てをすればフランス語を話せるようになります。

意味をもつ言葉

私たちは言葉をただの〝音〟として認識するだけでなく、〝意味をもった情報〟として認識しています。例えば、「いぬ」という言葉にはどんなイメージがありますか？　それは毛がふさふさしていて、尻尾がくるっと丸まっていて、耳がピーンと立っていて、ペットとして人気が高くて……など、それぞれ若干イメージは異なるかもしれませんが、誰でも動物の「犬」を思い浮かべるのではないでしょうか。もう一例みてみましょう。「ワンワン」という言葉にはどんなイメージがありますか？　きっと、先ほどと同様に「犬」を思い浮かべると思います。では、三歳くらいの子どもに同じ質問をしてみるとどのような反応が返ってくるでしょうか。もしかしたら、「いぬ」と聞いても何のことかわからない子もいるかもしれません。しかし、「ワンワン」と聞くと、多くの子が犬をイメージできるでしょう。私たちにとっては同じ犬なのに、不思議ですね。

このように私たちは「い」と「ぬ」の二音の響きに「毛がふさふさして、ワン！と鳴く動物」という共通の認識をもつことで、円滑にコミュニケーションを取ることができますし、また、成長の過程で「ワンワン＝いぬ」と学習することで、両者が同じ意味を表す言葉だと認識することができます。

ちなみに、この「ワンワン＝いぬ」という認識をもつのが日本人だけだということはご存じでしょうか。アメリカでは犬の鳴き声は「ワンワン」ではなく「バウワウ」のようです。また、アフリカではシマウマが「ワンワン」と鳴きます。つまり、「ワンワン」という言葉が犬を意味するのは（たぶん）日本だけで、ほかの国ではむしろ「ワンワン」はシマウマを意味する言葉かもしれません。同様に「いぬ」という言葉も、ほかの国では違う生き物や道具を意味しているかもしれません。

さらに、書き言葉も意味をもっています。特に日本語にはほかの言語と違って、ひらがな、カタカナ、漢字と三つの文字を使い分ける特徴があり、なかでも漢字は言葉の意味に直結しやすい文字と考えられています。

漢字の成り立ちの一つに、物の形がかたどられた「象形文字」があります。例えば、「木」がそうです。「木」という漢字は、地面に根を張り、幹とそこから広がるたくさんの枝葉をなぞった形をしていて、少なからず一本の樹木のことをイメージすると思います。では、「林」や「森」といった漢字はどうでしょうか。「林」は少なくとも一本よりも多い、群生した木々をイメージするのではないかと思います。さらに「森」は林よりももっと多く、広大な範囲に生い茂る木々をイメージするのではないでしょうか。このように、漢字はそれ単体で意味をもつことから「表意文字」と呼ばれ、ひらがなやカタカナはそれ単体では意味をもたず音だけを表していることから「表音文字」と呼ばれます。

感情を伝える言葉

言葉には、感情などの情報を伝える側面もあります。例えば、明るくハキハキとした声だと好印象をもちませんか？　逆に、大声で怒鳴られたら怖い印象をもちませんか？　また、書道のような文字では力強さ、ダイナミックさを感じませんか？　ラブレターなどに書かれるような文字では、柔らかさ、いとしさを感じませんか？

実際にコールセンターのオペレーターは、電話に出るときには高いトーンで応対し、その後、電話の内容によって声のトーンを下げて応対しています。これは第一声の高いトーンで相手にいい印象を与えながら自分が危険ではないことを伝え、その後の低いトーンで心配している印象を与えるとともに声の高低差で真剣さを表しているようです。顔が見えない相手だからこそ、声だけで感情を伝えるテクニックを磨いているのでしょう。

このように音声ではトーンや大きさ、スピード、イントネーション、間の取り方など、文字では大きさや太さ、書体、色使いなどによって言葉の内容以上の情報を伝えたり受け取ったりすることができます。

思考に用いられる言葉

言葉は相手に意思を伝えるだけでなく、自分のなかの情報を整理することにも使われています。みなさんは、トランプの7並べというゲームをやったことはありますか？　簡単に説明すると、中央に7を並べて、隣の数字を手札から順番に出していくゲームです。手札に6や8がたくさんあるとラッキー！と喜んだり、AやKがあるとどうやってそこまでつなげるかを必死に考えたりと、戦術や心理戦が飛び交うとても盛り上がるゲームです。

ここで注目したいのは、出す順番を考えるとき、頭のなかではどのような思考をしているかです。例えば、「自分の手札は六枚、右の相手は四枚、左の相手は五枚。でも、自分は◆6を持っているからそれより下の数字を相手は出すことができない。そのうちに♣Q、♣Kを続けて出せれば逆転のチャンスはあるはず……」のように言葉を使って考えを整理していないでしょうか。さらに、「でも待てよ。相手の手札にある右隅にキズが入ったカード。あれはたしかジョーカーだったような……やばい、ジョーカーを使われたら負ける⁉」のように、物事を覚えるときにも言葉を使っていると思います。

このように、私たちは話すときだけでなく、自分のなかの情報を整理したり、物事を記憶したり、考え事をしたりするときにも言葉を使っています。

言葉を介さないコミュニケーション

実は、私たちは日頃から言葉を介さないコミュニケーション手段も多用しています。「言葉を使わないでどうやってコミュニケーションを取るの？」と疑問に感じるかもしれませんが、例えば、学校から帰るとき、友達に「バイバイ！」と手を振ったり、遠くの友達を呼ぶときに「こっち来てー」と手で招く動作をしたりと、みなさんも無意識のうちに身ぶり手ぶりといったジェスチャーで意思を伝えていると思います。また、「ボディー・ランゲージ」という言葉があるように、海外旅行の際に現地の言葉を話せなくても身ぶり手ぶりだけである程度、意思疎通を図ることもできます。

表情や視線からも考えを伝えたり受け取ったりすることができます。ニコニコしていれば「機嫌がいいのかな？」と感じますし、眉根にしわを寄せていれば「もしかして怒ってる？」と感じるでしょう。これをテクニックの域にまで高めたのが、スポーツで目の動きから作戦内容や次のプレーをチームメートに伝える「アイコンタクト」や、ゲームで表情や視線から情報を読み取られないようにする「ポーカーフェイス」です。

このように私たちは言葉だけでなく、身ぶり手ぶり、表情、視線などのあらゆる情報も駆使しながらコミュニケーションを取っています。

まだまだある！「言葉」の不思議な魅力

みなさんは、「空気を読む」という言葉を使ったことがありますか？　きっと多くの人が使ったり聞いたりしたことがあるでしょう。では、どういう意味なのか言語化して説明できますか？　もしかしたら、説明できないという人もいるのではないでしょうか。しかし、説明できなくても、例えば、カラオケでドラマソング・メドレーを順番に歌っているときに急に演歌が入ったりしたら、「空気読めよ〜」と、しっかり言葉の役割を理解して使いこなせると思います。さらにもう一例、みてみましょう。「言葉の裏を読む」とは、はたして何を読んでいるのでしょうか。こちらも説明できない人がいるのではないかと思います。しかし、先ほどの「空気を読む」と同様に、その場面になったらきっと何を意図しているのか理解できるでしょう。言葉の意味の説明ができなくても役割を理解して当たり前のように使いこなすなんて、本当に不思議ですね。

ここまでみてきたように、私たちが日頃、当たり前のように使っている言葉にはこんなにも多くの不思議な魅力と役割が備わっています。私たちはこれらの言葉の役割を意識せずとも自然と理解し、他者と共有することで、友達と楽しく会話をしたり、一人で考え事をしたり、歌の歌詞に自身の体験を重ねて感動したり、小説を読んでリアルな場面を想像してハラハラドキドキしたりすることができます。そして、小説が実写化されたときには、それこそ〝行間を読んで〟「ここの台詞はもっとためて言うべきだ」とか、「このシーンはもっと厳かな雰囲気なんだよなー」と文句を言うこともできます（それにしても人間は〝目に見えない何か〟を読むのが本当に好きですね）。

しかし、病気や事故などによって、これら〝言葉を使うこと〟に問題が生じる場合があります。そのような人を支援する専門家、それが「言語聴覚士」です。

2 言葉・聞こえ・食べることの専門家・言語聴覚士（ST）

言語聴覚士とは

私たちが話したり聞いたりするとき、脳と体の器官は緻密に連携しています。話すときには脳で言葉を考えて口から発し、聞くときには耳で捉えた音を脳で認識しています。そのため、脳や口、耳などの器官に何らかの異常が生じると、言葉を思い出すことや正しく発音すること、音を聞くことなどに障害が起こることがあります。また、口や喉は言葉を発するだけでなく、物を食べる役割もありますので、食べることにも障害が起こることがあります。言語聴覚士とは、「言葉」を医学、心理学、教育学などあらゆる面から研究し、言葉・聞こえ・食べることに障害のある人を支援するリハビリテーションの専門家です。英語では「Speech-Language-Hearing Therapist」と表記し、略して「ST《エスティー》」と呼ばれます。

言葉・聞こえ・食べることに障害のある人に対して検査をして、その障害はどこに原因があるのか、どのような症状があるのかを明らかにし、そこから障害が起きた側面にどのような内容のアプローチをするのか、目標をどこに設定するのかなどを考えて訓練を計画し、低下した機能の回復を目指してリハビリテーションをおこないます。

リハビリテーションの役割は、機能の回復だけではありません。患者が生活しやすいように、家族を含めて周囲の環境を支援することも大事な役割です。障害を負ったという事実に、患者本人はもちろんのこと、家族も少なからずショックを受けていることでしょう。患者や家族の気持ちに寄り添いながら前向きに訓練に臨めるよう、心理面のサポートもおこないます。また、言葉や聞こえの障害は外見からではそうだと判断できないため、話をしても返事がないことから無愛想な人と思われたり、あいさつをしても無視する失礼な人と受け取られたりと、そもそも障害があることを理解してもらえず、たとえ障害があるとわかっても何に困っているのか、なぜ困っているのかまで理解されない場合も少なくありません。患者が社会で過ごしやすくなるよう家族や学校、職場などに障害に対する理解を促し、適切な接し方や配慮の仕方を指導します。

「リハビリテーション」という言葉には、〝心身機能の回復を図り、たとえ障害が残ってもその人らしくよりよい人生を送れるよう支援する〟という意味が込められています。そのため、私たち言語聴覚士は、訓練によって患者の低下した機能の回復を可能なかぎり図り、たとえ障害が残っても円滑にコミュニケーションが取れる方法を検討し、ときには訓練室を飛び出して学校や職場への助言などの役割もこなしながら、患者がその人らしく豊かな生活が送れるよう「生活の質（QOL：Quality of Life)」を高める支援をしていきます。これら患者の生活を支える行為すべてがリハビリテーションであり、言語聴覚士の仕事です。

言語聴覚療法とは

言語聴覚士が専門におこなうリハビリテーションを「言語聴覚療法」といいます。患者の情報収集から始まり、面接、検査、訓練といった数々の業務をこなします。患者によって障害の状態が異なるのはもちろんのこと、障害によって困っていることやその解決のために必要な支援方法なども一人ひとり異なります。そのためリハビリテーションでは、患者を取り巻く環境にも目を向けて一人の人間として向き合う姿勢が大事になります。

ここでは、言語聴覚士が最も多く活躍する病院を例に、言語聴覚療法とその流れをみていきます。

❶診察

医師や歯科医師の診察の結果、言葉や聞こえ、食べることに障害がある、または疑わしいと判断した場合には、言語聴覚士に検査・訓練を依頼します。

❷面接

患者と面接をし、リハビリテーションの趣旨を説明するとともに、障害の状態や心理面、意識レベル、体力レベル、リハビリテーションに対する意欲などの情報を収集します。また、発症以前の情報を収集することも大切です。例えば、学校の先生のような話すことが多い仕事に就いていたか、毎朝必ず新聞を読む習慣があったかなど、職業や生活習慣も訓練をおこなううえでの大事な要素になりますので、積極的に収集します。

❸評価

原因や障害の全体像を調べる検査やほかの障害を除外する鑑別検査、特定の領域の症状をさらに詳しく調べる掘り下げ検査など、必要に応じて様々な検査をおこないます。そして、検査結果や面接時の情報、カルテの情報などから障害の全体像を正しく見極めるとともに、どの側面にどの程度の障害が起きているかなどを細かく把握します。

4リハビリテーション計画の立案

訓練方法や目標を設定してリハビリテーション計画を立案します。障害が起きた側面に対して、どの教材を使ってどうアプローチするかなどを考えて訓練方法を計画します。また、訓練をおこなったあとの障害の状態を予測して目標を設定します。

5訓練・指導

訓練では、低下した機能の回復を目指して、例えば、脳の処理にアプローチして言葉とその言葉がもつ意味を結び付ける練習をしたり、口腔器官にアプローチして正しい発音の練習をしたりと、障害が起きた側面に対して直接的なはたらきかけをおこないます。ただ、損傷の程度によっては機能の回復に限界があり、障害が残ることもあります。そのような場合には、例えば、言葉の障害であれば話すのではなく文字の活用を提案したり、聞こえの障害であれば補聴器の使用を提案したりと、円滑にコミュニケーションが取れる方法を一緒に検討します。

また、患者の生活の場である家庭や学校、職場の人々にも適切な接し方を説明したり、学校や職場などでの配慮の仕方を指導したりと、患者が過ごしやすくなる方法を助言・指導します。

なお、リハビリテーションでは、患者との信頼関係がとても大切です。リハビリテーションは一方的に施すものではなく、患者と協力し合いながらおこなっていくものなので、信頼関係がなくてはどんな優れたリハビリテーションも効果が薄れてしまいます。患者の困っていることに共感しながら一緒に相談に乗ってくれて、それでいて専門的な裏付けがあり、この人なら安心して任せられる！と思ってもらえるような信頼関係を結ぶことが重要です。

絵カードが扱えて一人前

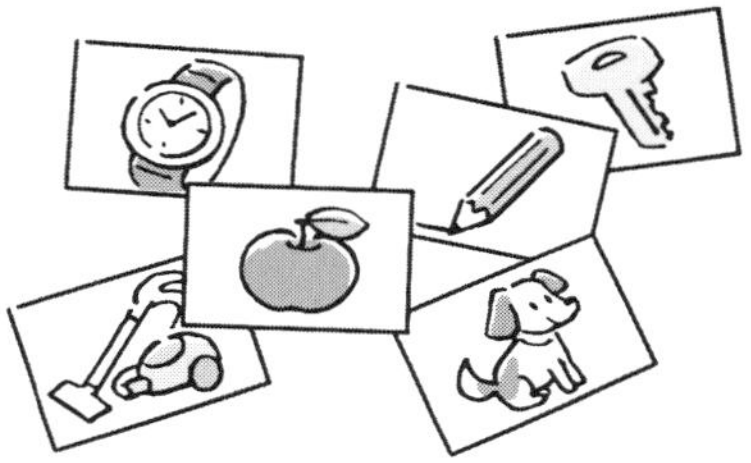

図2　様々な絵カード
（イラスト：キムラみのる）

本書では、私の経験を交えたコラムを随所に記しています。ためになるであろう内容もあれば、失敗談もあります。どうぞ温かい目で見守りながら読んでください。

言語聴覚療法には「絵カード」という物の絵を描いたカード型の教材を使うものが多く、言葉の障害や聞こえの障害に対する訓練や検査など様々な場面で絵カードを使用します。そのため、言語聴覚士の業界にはこのような格言があります。

言語聴覚士の絵カードは、医師のメスのようなものだ。

みなさんは「りんご」と「もも」の絵を描いたカードを目の前に置かれて、「「りんご」はどれですか？」と質問されて答えられますか？　当たり前のように答えられますよね。絵カードの枚数が十枚や二十枚、それこそ百枚以上並べられたとしても問題なく「りんご」を選ぶことができるでしょう。しかし、重度の失語症患者の前に「りんご」と「もも」の二枚の絵カードを並べて「「りんご」はどれですか？」と質問しても、もしかしたら答えられないかもしれません。

私たちの脳の辞書は、カテゴリーごとに情報が管理されていると考えられています。「りんご」と「もも」はいずれも果物のカテゴリーなので、重度の失語症患者になると言葉の違いを理解するのが難しくなります。ただ、「りんご」と「きんこ」のような文字数や音の響きが近い言葉は、カテゴリーが違っても理解するのが難しくなります。

したがって、訓練では重症度に応じて絵カードの種類や構成枚数、見せ方などを検討することが必要です。先ほどの例では、「りんご」「うでどけい」のようにカテゴリーも文字数も異なる絵カードから始めて、「りんご」「うでどけい」「かぎ」のように一度に並べる枚数を増やして難易度を調整していきます。

絵カードは言語聴覚士にとって最も重要な訓練教材であり、絵カードをじょうずに扱えてこそ一人前です。みなさんも養成校でしっかり練習を重ねて、絵カードをじょうずに扱えるよう励みましょう！

3 言語聴覚士の歴史

新しい医療職種

日本にリハビリテーションが取り入れられたのは第二次世界大戦後といわれています。一九四七年に児童福祉法、四九年に身体障害者福祉法が制定され、障害のある人に対するリハビリテーションがおこなわれるようになりました。その後、五八年に国民健康保険法の全面改正によって国民が安定した医療サービスを受けられるようになり、平均寿命が延びたことで六三年に老人福祉法が制定されました。これら制度面の充実とともにリハビリテーションの範囲が拡大していき、専門職の必要性が高まりました。その結果、六五年に理学療法士及び作業療法士法が制定され、リハビリテーションに携わる専門職の国家資格化が実現しました。そして六六年に第一回国家試験が実施されて、日本で初となる理学療法士と作業療法士が誕生しました。

言語聴覚障害は教育分野から整備され始めました。戦後、学校教育法に盲・ろう・養護学校の設置を明記し、また、小・中・高等学校に特殊学級（現・特別支援学級）の設置を推進したことから、一九五三年に一部の小学校に言語障害特殊学級が開設され、六〇年に難聴学級が開設されました。五八年には言語聴覚障害に対する国の最初の専門施設として国立ろうあ者更生指導所を設立し、言語・聴覚障害に対するリハビリテーションが本格的に取り組まれ始めました。のちに同センターは

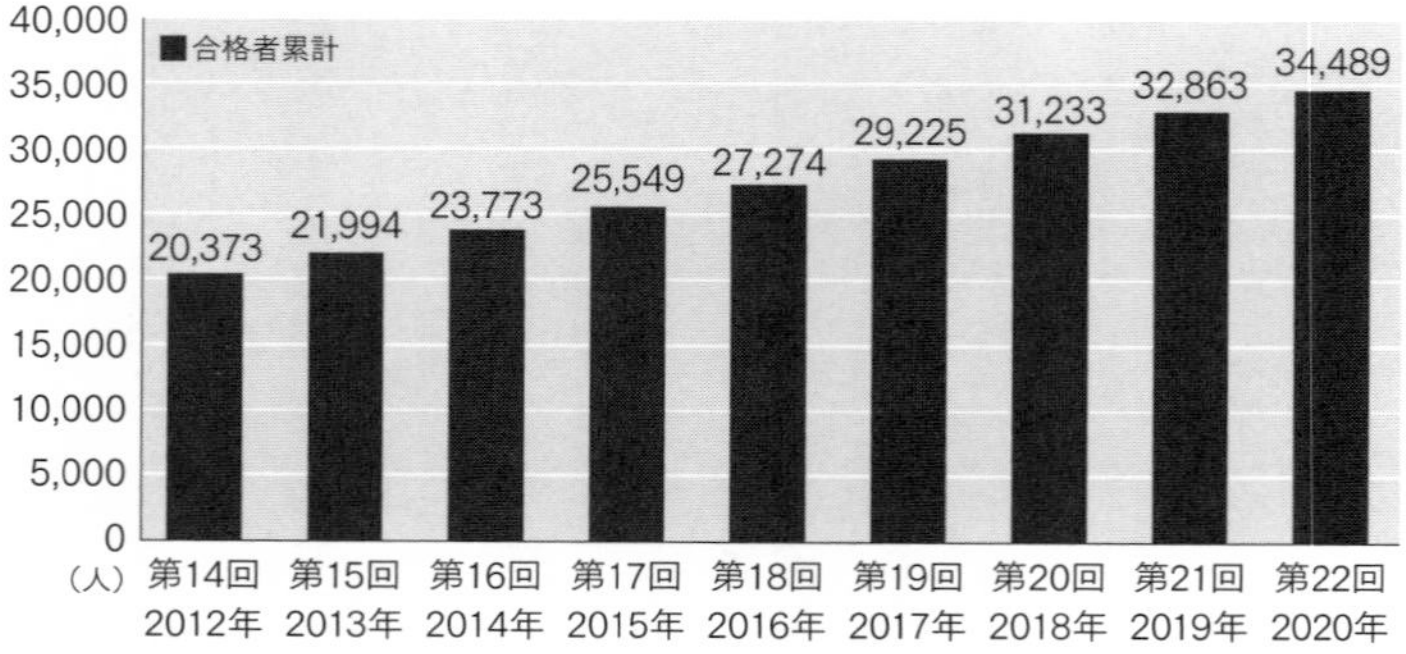

図3　言語聴覚士国家試験合格者累計
（出典：「言語聴覚士とは」日本言語聴覚士協会〔https://www.japanslht.or.jp/what/〕［2021年1月15日アクセス］から一部抜粋し、筆者作成）

国立聴力言語障害センター（現・国立障害者リハビリテーションセンター）に改称し、七一年に聴能言語専門職員養成所を設置して日本初の言語聴覚士の養成が始まりました。そして、全国で言語聴覚障害に対するリハビリテーションがおこなわれるようになりました。ただ、この当時はまだ言語聴覚士という名称ではなく、「言語治療士」「言語療法士」「聴能言語士」などと呼ばれていました。

　言語聴覚障害分野のリハビリテーション専門職を必要とする声と資格化実現に向けて活動した多くの先人たちや医療関係団体の長年の努力によって、一九九七年十二月に国会で言語聴覚士法が制定され、言語聴覚士が日本の医療制度のなかに正式に位置づけられました。その翌々年の九九年に実施された第一回国家試験で、日本で初めての言語聴覚士が誕生しました。その後、毎年およそ千五百人の言語聴覚士が誕生し、第二十二回国家試験が実施された二〇二〇年時点では、三万四千四百八十九人の有資格者が存在しています（図3）。

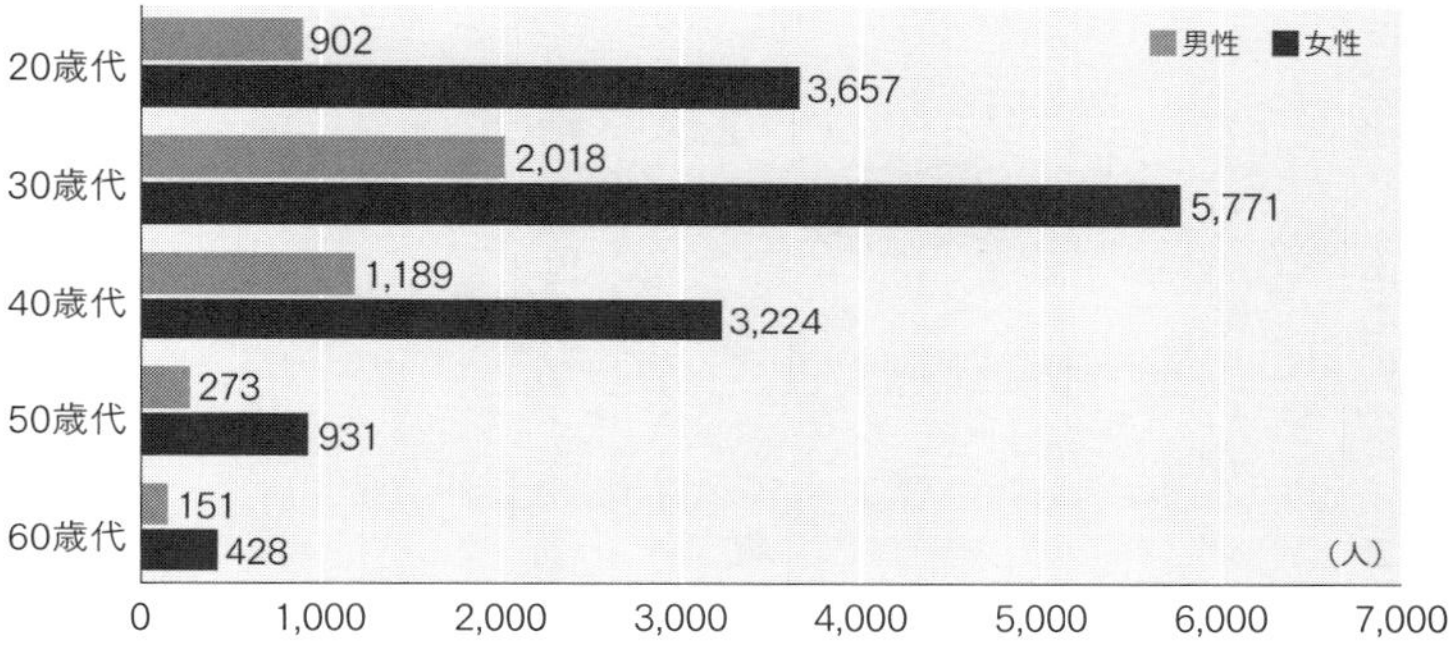

図4　言語聴覚士協会の所属会員の年齢構成と男女比
（出典：「会員動向」日本言語聴覚士協会〔https://www.japanslht.or.jp/about/trend.html〕［2021年1月15日アクセス］から抜粋し、筆者作成）

若い世代が多い職種

日本言語聴覚士協会（第6章「資格取得後のスキルアップ」を参照）の会員動向によると、世代別で活躍する言語聴覚士の数は二十代から四十代の若い世代が圧倒的に多いことがわかります（図4）。言語聴覚士は第一回国家試験が始まってからまだ二十二年しか経過していませんので、法制定以前から勤務していた人たちを除けば第一回国家試験合格者でさえ、キャリア二十二年の四十代になります。また、有資格者が少ないことから一つの職場に三人から五人程度の配置になることが多いのですが、ベテランの先輩にマンツーマンで仕事を教えてもらえるような職場もあれば、三十代で言語聴覚科長を任されるような職場もあります。

同協会のデータによると、所属している会員のうち男性が約二〇パーセント、女性が約八〇パーセントと女性の割合が多い職種だとわかります。医療職自体が女性に人気が高い職業ですが、そのなかでも言語聴覚士は圧倒的に女性に人気があることがわかります。医療職が社会では安定しているといわれていること、体力仕事が少ないこと、夜勤がないこと、病院に保育所を完備しているところも多く産休や育休が取りやすいこと、同じ仕事を続けることでやりがいもあり転職にも強いこと、などが女性に人気なのかもしれません。

医療職としての歴史が浅く、社会的認知度も低い職業ですが、ベテランの経験と若い感覚が切磋琢磨しながら成長していける魅力ある職種だといえます。

就職一日目からラスボスに遭遇した件

言語聴覚士の業界は若い世代が多い半面、法制定に向けて活動していたようなとても偉い先生方もまだまだ現役で働いています。就職するとそのような先生方と接する機会もあり、とてもおこがましい言い方ですが、ともに肩を並べて働くことができます。実際に学会や研修会などで席が隣になったときには、まるでジョブチェンジしたその日にラスボスに遭遇したような感じがします。

私が尊敬する先輩もそんな偉大な先生の一人です。私は一人職場に就職したため、就職当初は何をやっていいのか本当にわかりませんでした。そんなときに他機関からヘルプで仕事を教えにきてくれたのが先輩でした。ただ、その先輩はある領域で〝神〟と畏怖されている存在で……ゆっくり仕事を学ぶ余裕もなく、連日高度な仕事を目の当たりにして自分にこのレベルの仕事ができるのかとへこむ日が続きました。しかし、一年も過ぎるころには多くの知識と技術を吸収でき、一人でもなんとか仕事ができるようになりました。その後も先輩の教えを守り、先輩のレベルに到達できるよう努力し続けた結果、いまでは私が〝神の愛弟子〟の名で周囲から畏怖されています（笑）。

この業界には本当に逃げ出したくなるようなボスクラスの先生や、それこそ神と恐れられる先生がたくさんいます。しかし、このような偉大な先生方に遠慮なく挑戦できるのも、歴史が浅い言語聴覚士ならではの魅力だと思います。

4 言語聴覚士の活躍の場

言語聴覚士の職場は医療機関、保健・福祉機関、教育機関と多岐にわたり、それぞれが特化した専門性を生かして様々な領域で活躍しています（表1）。

❶医療機関

医療従事者の勤務先としてイメージしやすいのが医療機関でしょう。最先端の医療を研究して治療が難しい患者を受け入れる大学病院、地域の中核的な役割をなす総合病院、リハビリテーション

表1　所属機関の例

医療機関	大学病院、総合病院、リハビリテーション専門病院、診療所など（リハビリテーション科、耳鼻咽喉科、脳神経外科、神経内科、小児科、口腔外科など）
保健・福祉機関	介護老人保健施設、訪問リハビリテーション事業所、特別養護老人ホーム、障害者福祉センター、肢体不自由児施設、重症心身障害児施設、療育センター、児童相談所など
教育機関	特別支援学校、ことばの教室、きこえの教室、養成校など
その他	研究機関、医療機器メーカーなど

を専門に提供するリハビリテーション専門病院、生活地域で安定した医療を提供する診療所など多くの医療機関で勤務しています。医療機関は、言語聴覚士が最も多く活躍している領域です。

❷保健・福祉機関

保健・福祉機関は、施設の役割によって対象者や業務内容が異なります。

高齢者を対象とした施設では、長期入院していた高齢者の在宅復帰を支援する介護老人保健施設（通称、老健）や在宅生活が困難になった高齢者が入居する介護老人福祉施設（特別養護老人ホーム）、利用者の自宅を訪問する訪問リハビリテーション事業所などがあります。施設の目的に合わせて、認知機能や身体機能の維持・向上を目的としたリハビリテーションやレクリエーションを取り入れた集団リハビリテーション、食事介助などをおこないます。

子どもを対象とした施設では、重度の知的障害と四肢や体幹の障害を併せ有する子どもが入所する重症心身障害児施設、障害のある子どもに合った支援をおこなう療育センターなどがあります。子どもの残された身体機能に合わせたコミュニケーション方法を指導したり、障害のあるまたは可能性のある子どもの言葉や聞こえの検査をおこなったりします。

❸教育機関

教育機関には、ことばの教室やきこえの教室、特別支援学校、言語聴覚士養成校などがあります。

ことばの教室やきこえの教室は言語・聴覚通級指導教室の通称で、普段は小・中学校の通常の学級に在籍して授業を受けながら、一部の授業のときに言葉や聞こえの問題に対して生徒一人ひとりに合った支援をおこないます。特別支援学校は障害のある子どもが通う学校で、通常の授業に加えて障害を主体的に改善・克服するための支援をします。ことばの教室やきこえの教室、特別支援学校に勤務する場合は〝学校の先生〟として勤務することになるため、言語聴覚士の免許の有無にかかわらず、教員免許が必要になります。

言語聴覚士養成校は、言語聴覚士を目指す学生を指導する場です。教員として後進の育成にあたります。

多様な専門性を発揮できる魅力ある仕事！

言語聴覚士の勤務先は多岐にわたり、それぞれの専門性も豊富にあります。医療機関を例にみてみると、リハビリテーション科に所属しているのであれば、脳や神経の異常で生じる言葉の障害や食べることの障害などを対象に扱います。耳鼻咽喉科に所属しているのであれば、耳の異常で生じる聞こえの障害や喉の異常で生じる言葉の障害などを対象に扱います。小児科に所属しているのであれば、生まれつき発達に遅れがみられる子どもの言葉の障害などを対象に扱います。また、リハビリテーションを専門領域としている場合でも、発症した直後に搬送される急性期、リハビリテーションを中心におこなう回復期、自宅に帰ったあとや施設に入所したあとに継続して訓練をおこなう維持期・生活期など、所属する機関によってリハビリテーションの目的も変わってきます。保健・福祉機関、教育機関も同様に、実に多くの専門性があります。

言語聴覚士は活躍の場が多岐にわたることも魅力の一つです。そのため、「多くの疾患と関われる職場で働きたい」「一つの領域をとことん追求したい」「子どもが楽しく個性を伸ばせるように支援したい」「高齢者の生活を支えたい」などのように、自分が興味がある領域でそれぞれの専門性を存分に発揮しながら患者の生活を支える手助けができるので、とてもやりがいがあります。また、医学の進歩に伴い、言語聴覚士の業務範囲や勤務できる領域も広がり、言語聴覚士を必要とする人も増えることでしょう。こんな魅力あふれる言語聴覚士の世界に一歩踏み出してほしいと思います。そして、本を読んだり、養成校でいろいろなことを学んだり、ボランティアで障害のある人と接したりと多くの経験を積んで、自分の興味がある領域を探してみてください。

白衣もモチベーション

医療機関の勤務時の服装といえば、白衣をイメージするでしょう。言語聴覚士も白衣を着用する職場が多いのですが、実は白衣にはいくつかのデザインがあります。

代表的なデザインは、ドクターコート、ケーシー、スクラブです。職場によって採用しているデザインは様々で、ドクターコートを採用している職場もあれば、リハビリテーションスタッフはケーシーに統一して色で職種を分けている職場もあります。なかには比較的自由に選べる職場もあり、私は若手のときは真っ白なドクターコートをかっこよくなびかせていましたが、いまは動きやすくてオシャレなアクアグリーンのスクラブを愛用しています。

服装もモチベーションにつながる大事なポイントなので、気に入る職場を見つけるのも楽しみの一つです。

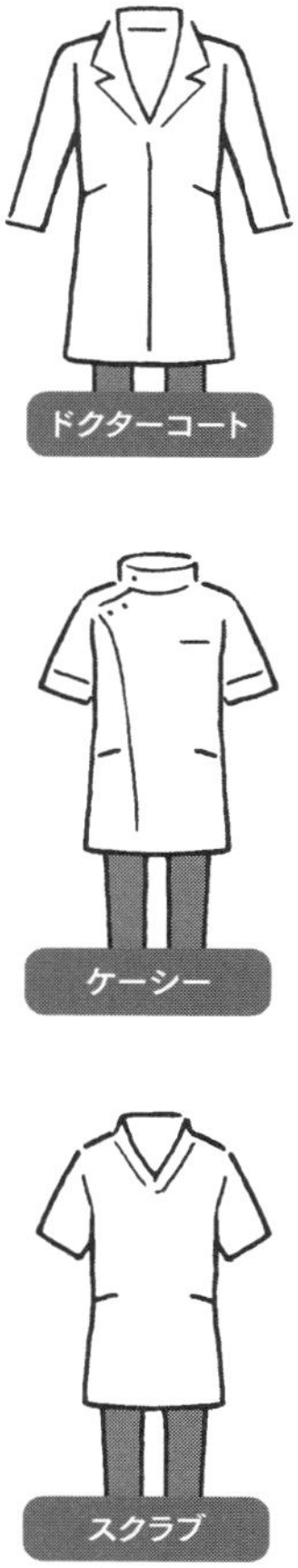

図5　白衣の種類
（イラスト：キムラみのる）

5　法律からみる言語聴覚士のあり方

言語聴覚士が医療や保健、福祉、教育などの垣根を超えて様々な領域で活躍できるのは、言語聴覚士法という法律があるためです。言語聴覚士法全文は厚生労働省のウェブサイトに掲載してありますので、ぜひチェックしてみてください。ここでは一部を抜粋して、言語聴覚士のあり方や業務内容をみていきます。

●目的

第一条　この法律は、言語聴覚士の資格を定めるとともに、その業務が適正に運用されるように規律し、もって医療の普及及び向上に寄与することを目的とする。

●定義

第二条　この法律で「言語聴覚士」とは、厚生労働大臣の免許を受けて、言語聴覚士の名称を用いて、音声機能、言語機能又は聴覚に障害のある者についてその機能の維持向上を図るため、言語訓練その他の訓練、これに必要な検査及び助言、指導その他の援助を行うことを業とする者をいう。

（略）

●業務

第四十二条　言語聴覚士は、保健師助産師看護師法（昭和二十三年法律第二百三号）第三十一条第一項及び第三十二条の規定にかかわらず、診療の補助として、医師又は歯科医師の指示の下に、嚥《えん》下訓練、人工内耳の調整その他厚生労働省令で定める行為を行うことを業とすることができる。

（略）

●名称の使用制限

第四十五条　言語聴覚士でない者は、言語聴覚士又はこれに紛らわしい名称を使用してはならない。

医療行為の考え方

言語聴覚士法に触れる前に、医療行為について簡単に説明しておきます。

医療行為とは、診察や治療、手術、検査などの行為を指し、基本的には医師、歯科医師だけがおこなうことを認められています。ただし、看護師や理学療法士、作業療法士、視能訓練士、臨床検査技師などは、医師や歯科医師の指示のもと、診療を補助する行為として一部の医療行為（診療補助行為）が認められています。この診療補助行為とは、例えば採血や検査、リハビリテーションなどの身体に直接的な負担が少ない行為のことで、その業務範囲は各職種の法律で定義されています。

言語聴覚士のあり方と業務範囲

では、言語聴覚士の法律に戻ります。言語聴覚士とは、「目的」と「名称の使用制限」の記載のように「言語聴覚士」の名称を使用できる唯一の業種であり、医療の普及と向上に寄与することを目的とする医療職です。その業務範囲は、「定義」と「業務」の記載のように言葉や聞こえに障害のある人の検査や訓練、指導、援助などの言語聴覚療法や診療補助行為として嚥下訓練や人工内耳の調整、その他厚生労働省令で定める行為とされています。なお、医療職の業務は原則、医師の指示のもとにおこなうこととされていますが、言語聴覚士は医療分野以外での業務も想定され、一部の業務については医師、その他医療関係者などとの緊密な連携を図り、主治医がある場合にはその指導を受けなければならないとされています（法制定以前から様々な領域で活躍していたため、法制定ではその専門性を確保できるよう先人たちがたくさんの話し合いを重ね、新しい形の医療職の法律になったようです）。

このような法律上の記載から、言語聴覚士は言葉・聞こえ・食べることに障害のある人に対して、医師の指示のもとに言語聴覚療法や嚥下訓練などをおこない、また、医師がいない場合でも、ほかの医療関係者などと緊密に連携を図りながら指導や援助などをおこなうことができる医療職として、その専門性の広さと業務範囲の柔軟さから、医療機関、保健・福祉機関、教育機関などの多くの領域で幅広く活躍することができます。

ぶっちゃけ裏話!?

リアルな内情
――いまの苦労も未来の可能性

言語聴覚士は医療職のなかでは特に歴史が浅く、そのために苦労することも少なくありません。例えば、職場内では、同じリハビリテーションスタッフである理学療法士や作業療法士と比べて配置人数が少なく、理学療法士三十人、作業療法士二十人、言語聴覚士四人なんてことはよくあります（なかには一人職場もあり、かくいう私も就職してからずっと一人です）。また、検査や訓練が整っていない領域もあり、市販されているもので対応しきれずに自作することも少なくありません。さらに、認知度が低く、患者や家族に一体何をしている人だろうと不思議がられることもしばしばです。病院内で不思議がられるのですから、一般社会で自己紹介してもまず理解してもらえません。

しかし、これらの苦労も未来への可能性だと私は考えます。有資格者が少ない現状は確かにありますが、需要が少ないわけではありません。むしろ、有資格者に比して言語聴覚障害のある人は相当数いると考えられていて、今後は超高齢社会の進展が予想されているのでさらに需要が増し、将来性が期待されています。また、一人で多くの患者に対応するので様々な経験を積むことができますし、幅広い年齢層と接することができる楽しさもあります。さらに、検査や訓練が整っていないということは、研究を重ねて解明できるチャンスがあるということです。症状のパターンを解明して教科書を書いたり、自作した訓練教材が誰もが使うスタンダードな教材になったりと、俗な表現ですが、後世に名を残すことも夢ではありません。

そして、コミュニケーションに関わる仕事だからこその魅力もあります。それは、患者が喜ぶ姿を間近で見ることができるということです。失語症で言葉が出なくなった患者が、懸命にリハビリテーションを重ねて少しずつ少しずつ言葉を取り戻していき、ついに「ありがとう」と言えたときは、たまらなくうれしいものです。

このように言語聴覚士には、将来を期待される可能性や未知の領域を探りながら進んでいく冒険のような楽しさ、患者が喜ぶ姿を見られる魅力などがいっぱい詰まっています。きっとほかにも探しきれない楽しさや魅力もたくさんあることでしょう。本書を読んでくださっているみなさんが言語聴覚士になるとき、私もまだまだ現役で働いていると思います。ぜひ、学会や研修会などで私に会ったときには、「こんな楽しさもあった」「こんな魅力もあった」と教えてください。また楽しみが増えました（笑）。

第2章 言語聴覚士になるには？

1 言語聴覚士になるためのルート

言語聴覚士とは、厚生労働省が実施する言語聴覚士国家試験に合格して言語聴覚士免許を取得した者のことを指します。したがって、言語聴覚士になるためには、国家試験の受験資格を得て、そのうえで国家試験に合格することが必要になります。本章では、言語聴覚士になるためのルートや養成校でのカリキュラム、養成校を選ぶうえでのポイントなどをみていきます。

言語聴覚士になるための最も代表的なルートは、言語聴覚士養成校に入学することです。中・高生や社会人の場合は、高校卒業後に言語聴覚士養成課程がある四年制大学や三年制短期大学、三年制・四年制専修学校（専門学校のこと）に進学します。一般の四年制大学の卒業歴がある場合は、前述のルートのほかに、大学や大学院の言語聴覚障害学専攻科や言語聴覚士養成課程がある二年制専

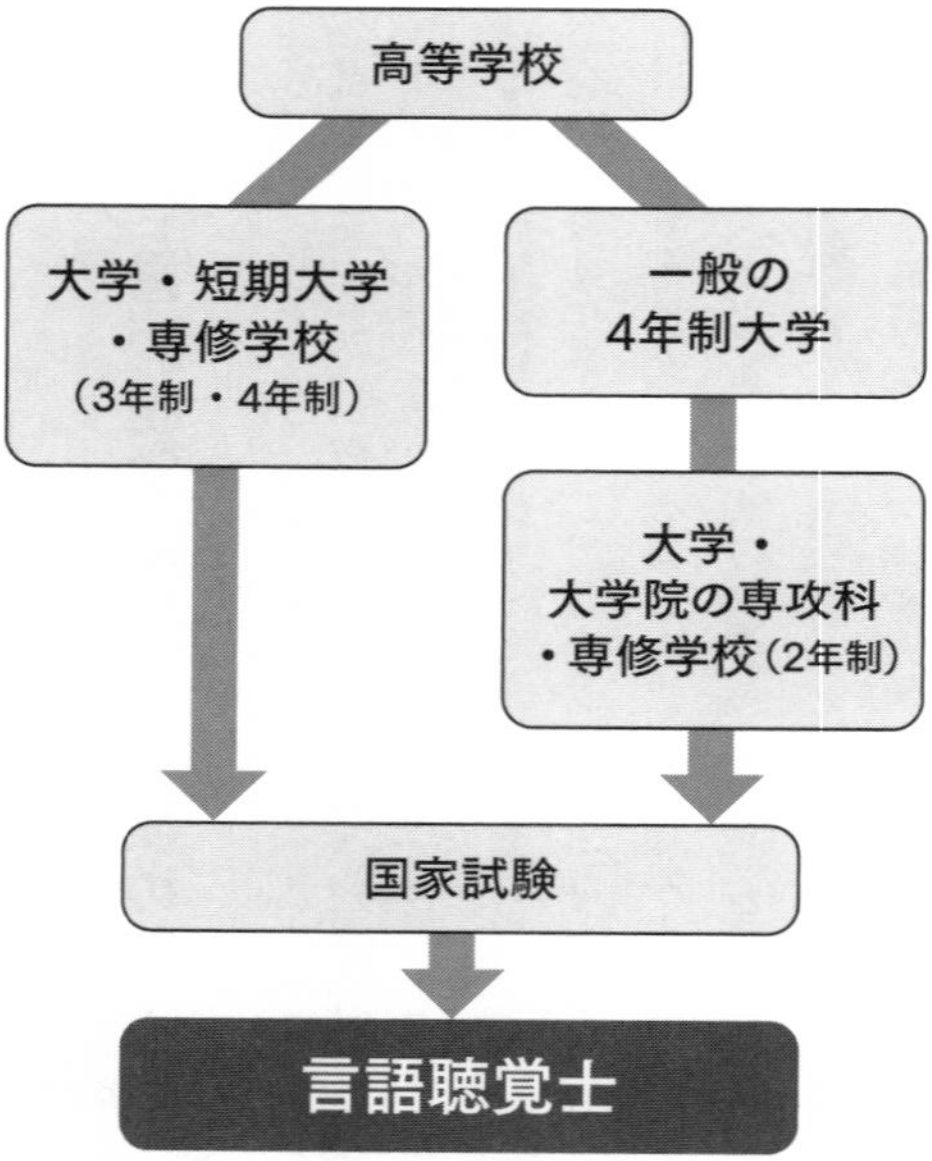

図6　言語聴覚士になるための代表的なルート

修学校に進学する選択肢もあります（図6）。

養成校で規定のカリキュラムに沿って単位を取得することで、卒業時に国家試験の受験資格を得ることができます（在校生の場合は卒業年度に「卒業見込み」として国家試験を受験できます）。大事なのは、養成校を卒業しただけでは言語聴覚士ではない、ということです。国家試験に合格して免許を取得することで、晴れて言語聴覚士を名乗ることができます。

2 養成校でのカリキュラム

養成校で履修すべき科目は、「言語聴覚士学校養成所指定規則（平成十年八月二十八日文部省・厚生省令第二号）」で定められています。四年制大学や三年制短期大学、三年制・四年制専修学校の養成課程を例にみてみると、基礎分野、専門基礎分野、専門分野、選択必修分野の四つに分かれています（表2）。

基礎分野は、一般教養に該当する分野です。人文科学や外国語などを学びます。

専門基礎分野は、医療従事者として必要な医学の基礎知識を学ぶ分野です。解剖学や生理学、病理学といった基礎医学、小児科学、精神医学、リハビリテーション医学、耳鼻咽喉科学、形成外科学といった臨床医学、認知・学習心理学や臨床心理学、生涯発達心理学といった心理学などが含まれます。また、言語聴覚士特有のカリキュラムとして、言葉を学問として捉える言語学、音声を研究する音声学、物理的視点から音を捉える音響学、言葉の発達を研究する言語発達学なども学びます。

専門分野は、言語聴覚障害学を学ぶ分野です。失語症や高次脳機能障害、発声発語器官の障害（吃音を含む）、摂食・嚥下障害、聴覚障害など、言語聴覚士が担当する障害の特徴や原因、検査、訓練などを学びます。また、病院や診療所などの施設で現役の言語聴覚士のもとで勉強する臨床実習もあります。

選択必修分野は、専門基礎分野、専門分野を中心としておこなわれます。障害福祉や予防医学、老人福祉、検査演習など、自分に足りない講義やもっと学びたい講義を選択して受講します。

四年制大学や三年制短期大学、三年制・四年制専修学校の養成カリキュラムは、基礎分野十二単位、専門基礎分野二十九単位、専門分野四十四単位（うち臨床実習十二単位）、選択必修分野八単位の計九十三単位を修めるべき単位としています。大学卒業者を対象とした大学や大学院の言語聴覚障

表2　言語聴覚士の養成カリキュラム

教育内容		単位数	備考
基礎分野	人文科学2科目	2	
	社会科学2科目	2	
	自然科学2科目	2	1科目は統計学とすること。
	外国語	4	
	保健体育	2	
専門基礎分野	基礎医学	3	医学総論、解剖学、生理学及び病理学を含む。
	臨床医学	6	内科学、小児科学、精神医学、リハビリテーション医学、耳鼻咽喉科学、臨床神経学及び形成外科学を含む。
	臨床歯科医学	1	口腔外科学を含む。
	音声・言語・聴覚医学	3	神経系の構造、機能及び病態を含む。
	心理学	7	心理測定法を含む。
	言語学	2	
	音声学	2	
	音響学	2	聴覚心理学を含む。
	言語発達学	1	
	社会福祉・教育	2	社会保障制度、リハビリテーション概論及び関係法規を含む。
専門分野	言語聴覚障害学総論	4	
	失語・高次脳機能障害学	6	
	言語発達障害学	6	脳性麻痺及び学習障害を含む。
	発声発語・嚥下障害学	9	吃音を含む。
	聴覚障害学	7	聴力検査並びに補聴器及び人工内耳を含む。
	臨床実習	12	実習時間の3分の2以上は病院又は診療所において行うこと。
選択必修分野		8	専門基礎分野又は専門分野を中心として講義又は実習を行うこと。
合計		93	

（出典：「言語聴覚士学校養成所指定規則（平成10年8月28日文部省／厚生省令第2号）」厚生労働省〔https://www.mhlw.go.jp/web/t_doc?dataId=80998765&dataType=0&pageNo=1〕［2021年1月15日アクセス］）

害学専攻科、二年制専修学校の場合は、大学で基礎分野をすでに履修していることから七十三単位と規定されています。

なお、養成校によってはカリキュラム以外の独自の講義も用意していて、学生が高い専門性を獲得できるように様々な工夫をしています。

3　医療系学校の特徴

医療系の学校というと堅いイメージをもたれがちですが、一般の大学や専門学校と同じように勉強をがんばったり、サークル活動を楽しんだり、学園祭などのイベントで盛り上がったり、アルバイトに励んだりと、どこにでもいる普通の学生たちが学んでいます。

ただ、医療系学校特有の授業は確かに存在します。ここでは医療系学校の特徴をみていきます。

医療分野の集中的な勉強――ちんぷんかんぷんの毎日

前述のカリキュラムを見て気づいたかと思いますが、言語聴覚士は医療職ですのでカリキュラムのほとんどは医療分野になります。解剖や生理、病理など一年次から医療的知識を学びます。もし、美容や筋トレが好きな人だったら栄養素の名前や効果、筋肉の名前や部位などが得意かもしれません。刑事ドラマや医療ドラマが好きな人だったら、病気の名前や手術の名前をすんなり覚えられるかもしれません。自分が好きなこと、得意なことを勉強に生かすのはとてもいいことです。積極的に取り組んでいきましょう。

ただ、授業が進むにつれて難易度はどんどん上がっていきます。例えば脳科学では、大脳や小脳といった比較的イメージしやすい部位から勉強しますが、そのうちに「ニューロン」や「シナプス」といった、言葉の響きだけではイメージができないような未知の単語のオンパレードになっていきます。好きなこと、得意なことだけではカバーしきれなくなり、次第に授業の内容についていけずに悩むかもしれません。しかし、落ち込む必要はありません。新しい分野に挑戦しているのですから、初めのうちはわからなくて当然です。

一年次からどの科目も完璧に理解するなんて目指さなくてもいいのです。ひたすら新しい知識に触れる日々のなかで、ある日突然、科目を超えた関連性に気づき、急激に理解できるときがきっときます（聴覚障害学は耳鼻咽喉科学、音声学、音響学と並行して勉強すると理解しやすい！のようなひらめきです）。初めのうちは大いにめげて、またコツコツと積み上げればいいのです。

協力して取り組む課題が豊富——検査者役と患者役の模擬演習

実物の訓練道具や検査機器を扱う演習、四、五人のグループを組んで一つの課題に取り組んでいくグループワーク、グループワークの成果をクラスメートや先生方の前で発表する研究発表会など、クラスメートと協力し合いながらおこなう授業も豊富にあります。

演習の授業は、訓練道具や検査機器の扱いに慣れて説明の仕方や一通りの流れを実演して覚えることが目的です。言語聴覚士の代名詞といえる絵カードから、精密検査機器まで様々な訓練道具や検査機器を扱いながらクラスメート同士で検査者役と患者役に分かれて練習を積みます。

グループワークや研究発表会では、グループメンバーで分担して課題を調べたり、パソコンで資料を作成したりと、社会に出てから役に立つ研究の基礎を学びます。ときには難しい課題を出されて毎日のようにメンバーで話し合いをすることもありますが、それだけに課題を達成したときの喜びはひとしおです。

臨床実習——学校と現場の違いを目の当たりに

実際の施設で現役の言語聴覚士がスーパーバイザー（実習指導教官のこと）になり、患者と接しながら現場の知識や技術を習得する科目があります。それが臨床実習です。

臨床実習は十二単位が設定されていて、そのうち三分の二以上は病院や診療所などの施設でおこなうこととしています。養成校によって臨床実習の仕方は異なりますが、例えばある四年制大学では二年次の四週間、四年次の八週間の計十二週間を施設で学ぶ時間にあてています。実習先は養成校とつながりがある施設や卒業生が勤務している施設が多く、実習先を選ぶときには、養成校側は学生が自宅（実家含む）から通える範囲の施設を探すことが多いようです。しかし、ときには遠方の施設になることもあり、知らない土地で一人暮らしをしながら臨床実習に臨む場合もあります。

臨床実習の目的は、実際の言語聴覚士の仕事を体験しながら、授業では学べない技術や経験を身につけることです。学校と現場は全くといっていいほど別物です。演習ではうまくできた訓練や検査も、実際の患者を前にすると全くできないことも少なくありません。患者の障害の程度は一人ひとり異なりますので、現場では患者に合わせた説明の仕方や見本の提示の仕方など、教科書には書いていない応用が必要になります。スーパーバイザーが取り組む様子をよく観察して、現場の技術を習得していきます。また、スーパーバイザーの方針次第では、一人の患者の担当言語聴覚士になり、検査から訓練計画の立案、訓練の実施までおこなうこともあります。ときにはスタッフミーティングやカンファレンスにも参加するなど、本当に一言語聴覚士として扱われますので、しっかり勉強して臨み、多くの知識を吸収しましょう。

覚醒の夜明け

これは、初めての豪雪地方、初めての一人暮らし、初めての臨床実習、と初めて尽くしの過酷な環境にもかかわらず、サンダルで出向いてしまうようなのんきな学生が一医療従事者として覚醒するきっかけになった物語です。

臨床実習の施設は雪が降り積もる地域で中核的な役割をなす急性期病院で、一人の言語聴覚士が朝から夕方まで休みなく患者の対応をしていて、一日の終わりのカルテ作成の段階になってようやく話しかけることを許可されるような忙しい現場でした。

そんな状況でしたのでまともに勉強を教えてもらう時間もなく、日中は常にスーパーバイザーの後ろを追いかけて訓練の様子や患者の反応をすべてメモし、家に帰ったあとはその日の内容と疑問点をレポートにまとめ、それを翌日にスーパーバイザーにチェックしてもらう、という日々が続きました。そして、一日のレポートが十枚を超え、訓練の流れをようやくつかめてきたと感じたそんなある日、ついにスーパーバイザーから訓練の打診がありました。

任された患者はなんと三人！　いずれも摂食・嚥下障害の患者で、昼食の時間になるとスーパーバイザーと手分けして入院患者の口腔運動と食事介助に走り回りました。しかし、スーパーバイザーの課題はそれだけでは終わらず、次第に失語症の患者や構音障害の患者も任されるようになり、日中は休む間もないほど患者の応対をし、帰ってからは夜遅くまでレポートを書き、その合間に医療ドラマを見ては「こんなキャピキャピした現場ねえよ！」と現実の厳しさを痛感して枕をぬらす日が続きました（実習中の医療ドラマは精神を病みます〔笑〕）。

そんな過酷な臨床実習も終わりを迎えた最終日、担当患者の最後の訓練をしていると、ふいに患者が私にこのような言葉をかけてくれました。

「毎日訓練ありがとう。君のおかげですっごくよくなったよ」

この言葉を聞いた瞬間、いままでのつらい気持ちも吹き飛び、「こんな自分でも患者の力になることができたんだ」と実感するとともに、言語聴覚士の仕事の尊さを理解しました。

現場は学校とは違って、ときにはつらいこともあります（ちなみにいまの臨床実習はここまで厳しくないようです）。しかし、現場では本当に学ぶことが多く、医療面の技術はもちろんのこと、患者との接し方や礼儀など現場でしか学べないこともたくさんあります。また、現場を経験したからこそ、確かな成長を感じて「自分は医療従事者なんだ！」と自信がつきますし、患者から「いままでありがとう」と言われたときには本当にうれしく、がんばってよかった！と実感できます。医療従事者として、ステップアップしてください。

国家試験——合格率六〇パーセントの狭き門!?

言語聴覚士国家試験は毎年二月ごろに実施されます。試験科目は養成課程で習ったカリキュラムに沿っていて、基礎医学、臨床医学、臨床歯科医学、音声・言語・聴覚医学、心理学、音声・言語学、社会福祉・教育、言語聴覚障害学総論、失語・高次脳機能障害学、言語発達障害学、発声発語・嚥下障害学および聴覚障害学となっています（図7）。出題数は午前に百問、午後に百問の計二百問、出題方法は五択選一のマークシート方式、合格基準は百二十点以上です。

国家試験の合格率は約六〇パーセントと医療職のなかでは難しい印象を受けます。しかし、卒業年度に受験する、いわゆる新卒者の合格率は約八〇パーセントと全体の合格率に比べて高い結果が出ています（図8）。

言語聴覚士を目指す学生にとって、国家試験合格は一つのゴールです。合格率約八〇パーセントは決して狭き門ではありません。一年次からコツコツと勉強を積み重ねて、しっかり対策をして臨めば必ず合格できます。日々努力を重ねてがんばりましょう！

- 基礎医学
- 臨床医学
- 臨床歯科医学
- 音声・言語・聴覚医学
- 心理学
- 音声・言語学
- 社会福祉・教育
- 言語聴覚障害学総論
- 失語・高次脳機能障害学
- 言語発達障害学
- 発声発語・嚥下障害学及び聴覚障害学

図7　試験科目一覧
（出典：「言語聴覚士国家試験の施行」厚生労働省〔https://www.mhlw.go.jp/kouseiroudoushou/shikaku_shiken/gengochoukakushi/〕［2021年1月15日アクセス］）

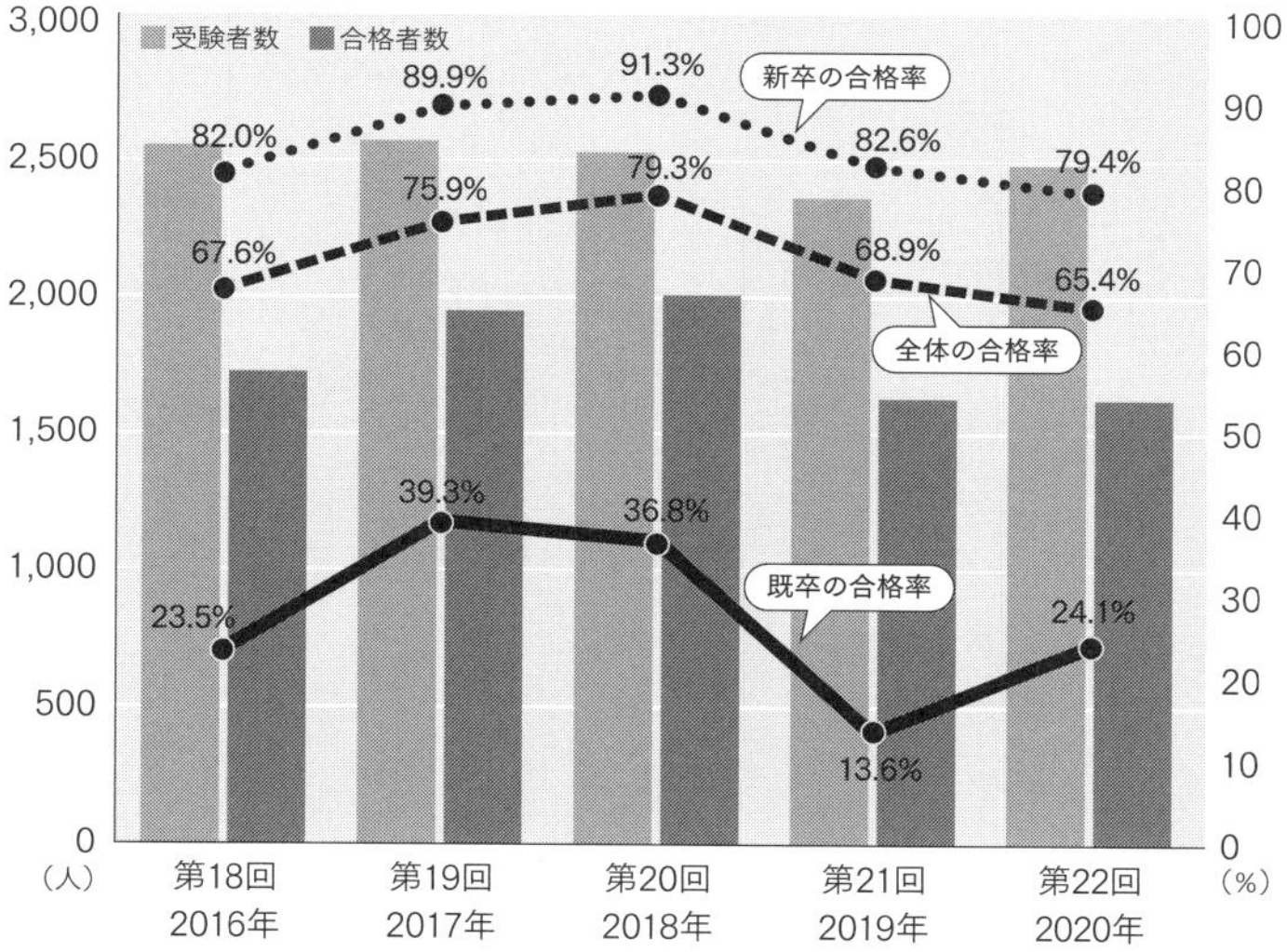

図8　直近5年間の国家試験合格率
（出典：「STANDUP」2020年第47号〔日本言語聴覚士協会、2020年5月31日〕から一部抜粋し、筆者作成）

No pain, No gain

私は在学中アルバイトに精を出し、バイトリーダーとして夜勤を任されるほどに出世して、まさにバイト生活を謳歌していました。

最終学年になり、春から夏にかけて臨床実習でしごかれて、「ようやく解放された！」とルンルン気分で戻ってきた学校は、それ以前とは雰囲気が違っていました。先を争うように図書館に駆け込む姿、大量の教科書が置かれた机、未知の用語が飛び交う会話など……まるで違う次元に飛ばされたのかと錯覚するほど、クラスメートの様子は変わっていました。

それから国家試験までの数カ月間は思い出すのもいやになるような日々でした。すぐにバイトを辞め、教科書を買いあさり、クラスメートの見よう見まねで勉強をしてみるのですが、いままで勉強してこなかったツケは一朝一夕では返しきれません。夏におこなわれた模擬試験ではワースト十位を取ってしまい、先生から呼び出されて「あなた、このままでは落ちるわよ」と現実を突き付けられました。

その日から食事、風呂、睡眠以外は勉強にあてると誓い、朝一番に図書館に駆け込んで大量の教科書に囲まれて勉強し、閉館後は空き教室でクラスメートと模擬試験をおこない、自宅に帰ってからも寝る直前まで教科書を読みふける、という一日十六時間以上を勉強にあてる生活を始めました。初めの一カ月は本当につらくて、何度途中で帰ろうかと思ったほどです。しかし、二カ月目からは勉強していないと落ち着かなくなり、休日も自然と自宅で勉強しているほどになりました。

ただ、ここまで勉強漬けでも国家試験の壁は厚く、秋の模擬試験、冬の模擬試験で順位は上がってきましたが、合格ラインの百二十点を超えることはできませんでした。先生からも心配され、教員室に呼び出されては「あなた、落ちるわよ」と何度も励まされました。

知識がついているのは確かだったので、あとは合格ラインを超えるための得点源を模索することに力を注ぎました。みんなが避けている音響学や社会保障制度などを重点的に学習することで、一月の最終模擬試験で初めて合格ラインを超え、さらにトップ十位入りを果たしました。このころになると先生も教員室ではなく、ロビーや食堂などの大勢の学生がいる場所でも「あなた、落ちるわよ」と気軽に声をかけてくれるようになりました。

そして、その勢いのまま二月の国家試験で見事、合格を果たしました。先生からこれほど「落ちる」というワードを頂戴したのはあとにも先にも私がいちばんでしょう(笑)。美談のように書いていますが、臨床実習から国家試験まで本当につらい一年間でしたし、二度と経験したくありません。

本書を読んでくださっているみなさんはこれを反面教師として、きちんと勉強に取り組むようにしてください。

4 養成校選びのポイント！——大学？　専修学校？

養成校選びで気になるのが、大学にすべきか専修学校にすべきかだと思います。四年制大学と三年制専修学校とでは、卒業までに「一年間」の違いが出てきます。短いようで長い「一年間」についてメリットとデメリットを考察してみますので、養成校選びに役立ててください（そのほかの養成校については卒業までの年数を自分であてはめながら読んでください）。

1 カリキュラム

言語聴覚士の国家試験受験資格を取得するにあたっては、四年制大学でも三年制専修学校でも同一の科目数を履修することになります。しかし、学校を卒業するための取得単位数に違いがあります。

専修学校の場合は言語聴覚士関連だけに焦点を絞った科目になりますので、極端な表現をすれば、言語聴覚士になるための学校です。もともと言語聴覚士養成のカリキュラムは科目数が多く、三年間は言語聴覚士の勉強だけであっという間に過ぎるでしょう。

大学の場合は、大学の特色に合わせた様々な講義があります。四年間も勉強する期間がありますので、言語聴覚士の勉強をじっくりしてもいいですし、興味がある講義を選択して自分の見識を広げるのもいいでしょう。また、選択科目によっては様々な資格を取得できる可能性もあり、努力次第では言語聴覚士以外の道も開けます。ただ、言語聴覚士の勉強だけでもかなり大変なので、選択肢が広くなることがいいか悪いかはその人次第です。

2臨床実習

臨床実習は養成校の山場の一つです。座学の知識だけでなく、演習を通して検査や訓練の仕方をしっかりと学んで、準備に準備を重ねて臨みます。

大学の場合は一年次に一日施設見学、二年次から三年次にかけて四週間の臨床実習、四年次に八週間の臨床実習、と段階的に経験を積めるようなカリキュラムを組んでいることが多いようです。

専修学校の場合は二年次に四週間、三年次に八週間のように短いスパンで臨床実習を設けています。特に二年制専修学校の場合は、二年次に六週間を二度というきわめてハードなスケジュールのところもあります。

3国家試験対策

最近では最終学年次に一年をかけて国家試験対策の授業を組む養成校が増えてきました。しかし、ここで問題になるのが、規定のカリキュラムと臨床実習との兼ね合いです。専修学校の場合は規定のカリキュラム、臨床実習、国家試験対策を同じ年次におこなわなければならず、年間のスケジュールも一日のスケジュールもギチギチになるようです。大学の場合は一年多い分、若干余裕をもって臨床実習と国家試験対策に取り組むことができます。

4 学閥

医療の業界には同じ出身校同士で集まって大きな勢力を発揮する、「学閥」というものがあるとまことしやかにささやかれています（リアル『白い巨塔』です）。

しかし、言語聴覚士の業界には学閥というものは存在しません（もしかしたらあるかもしれませんが、私は感じたことがありません）。「○○大卒だから～」や「○○学校卒は～」のような大学出身と専修学校出身でどちらが上か下かという意識は全くなく、同じ専門職として対等の関係を保ちます。したがって、出身校によって優劣がついてしまうことに不安を抱く必要は全くありません。たとえ自分よりも偏差値が高い学校を卒業していようが、純粋に言語聴覚士としての知識量で勝負することができます。

ただし、地方によっては少し事情が変わってくるようです。地域に医療系の養成校が一つしかなく、言語聴覚士を含めリハビリテーション科のスタッフはほぼその養成校出身者であり、実習生もその養成校から受け入れている、という病院だと、病院内で養成校時代からの先輩・後輩の関係がそのまま引き継がれているため、ほかの養成校出身者は肩身の狭い思いをすることもあるようです。

近年は養成校が増えたことで選択肢が多くなり、このような地方の事情もなくなっていくと思いますので、出身校にとらわれる考えもなくなるでしょう。

5 学費

生々しいお金の話になってしまいますが、学校選びではとても大事な要素です。学費は学校によって多少の違いがありますが、おおよそかかる金額としては、入学金が約十万円から四十万円、年間授業料が約九十万円から百十万円、設備管理料などが約三十万円から五十万円ほどです。だいたいの平均金額で四年制大学と三年制専修学校を比較してみましょう。

● 四年制大学　入学金二十五万円＋（年間授業料百万円×四年間）＋（設備管理料四十万円×四年間）＝合計五百八十五万円
● 三年制専修学校　入学金二十五万円＋（年間授業料百万円×三年間）＋（設備管理料四十万円×三年間）＝合計四百四十五万円

単純計算で百万円以上の違いが現れます。さらにこの金額に教科書代や教材費、臨床実習費なども加算されます。教科書はだいたい一冊四、五千円程度、高いもので一冊一万円以上するものもあり、勉強が進むにつれてどんどん必要になります。また、実習地が遠方の場合は、短期間でも一人暮らしをする必要があり、そこまでの交通費や家賃、光熱費などの費用もかかってきます。

お金の問題はシビアに学校選びに影響します。学校によっては優秀学生への学費免除や奨学金制度といった各種制度を設けているところもありますので、いろいろ調べたうえで決めるのがいいでしょう。

6 社会人としてのスタート

三年制専修学校のほうが四年制大学よりも社会人として早くスタートを切ることができ、先に一年間の臨床経験を積むことができます。臨床経験を早くスタートするメリットはさほどありませんが、強いていえば、経験年数が必要なスーパーバイザーの資格や認定資格（第6章を参照）を早く取得できること、早く働き始めた分、給料を早くもらえることくらいでしょう。

ただ、給料に関しては、大学と専修学校のどちらがいいともいえません。専修学校卒業の場合は「医療系専門士」、大学卒業の場合は「学士」、大学院修了の場合は「修士」と、卒業した学歴によって取得する学位が異なります。経験年数が給料に反映されるところもあれば、学歴が給料に反映されるところもあります。特に「将来は大学の教授になる」といった野望があるのでしたら、修士は必須です。

働き始めてから自分がやりたい領域が見つかり、仕事の傍らで大学院に通って研究に励んでいる人もたくさんいます。学歴は社会人になってからでも取得できますので、学費や通学範囲などとともに総合的に考えてみましょう。

挑戦することに価値がある

私が住んでいた地域には養成校が四年制大学の一校しかなく（それでも片道三時間弱）、四年制大学の学費＋交通費と三年制専修学校の学費＋一人暮らしの費用を比較して、親の負担を少しでも減らすために実家からギリギリ通える四年制大学を選びました。

大学の入学説明会で「努力次第で様々な資格にチャレンジできる！」という熱いメッセージに感銘を受け、カリキュラムから取得できる資格を調べて最終的には言語聴覚士、精神保健福祉士、音楽療法士のトリプルライセンスにチャレンジし始めました。

しかし、現実はそう甘くありませんでした。言語聴覚士に関する科目だけで一日のコマ数の三分の二は埋まり、残りの三分の一にほかの資格に関する科目を詰め込んだので、一週間一限から五限（日によっては六限）まですべてのコマが埋まってしまいました。さらに授業が終わったあとはサークルで音楽療法士の勉強をし、一日終えるだけでクタクタでした。そのうえで土日はバイトに励み、休みなく動き続ける毎日でした。

当然このようなスケジュールがうまくいくはずもなく、最初に諦めたのは音楽療法士でした。履修科目が多いと、当然ながら学期末考査の試験も多くなります。言語聴覚士に関する科目を落としてしまうと進級も危うくなってしまうので重点的に勉強しますが、その分、ほかの資格に関する科目まで手が回らず、試験はどんどん落ちました（笑）。本試験を落としてしまっても追試で及第点を取れば単位は取得できるのですが、追試を受けるためには追試料金がかかり、これがまた地味に高いんです。追試料金を稼ぐためにさらにバイトを増やすことになり、バイトを増やしたことで勉強の時間が減りまた試験を落とし……と、まさに自転車操業のような状態を続けるなか、さすがにこのままの生活をキープできないと判断し、音楽療法士サークルを退会しました（学生の本分とは何かを問いたださなければいけませんね）。

二年次、三年次と進級するにつれて膨大な教科書代と追試料金がかかっていましたので、「意地でもダブルライセンスは保たなければ！」と躍起になって授業とバイトを続けていましたが、ついに精神保健福祉士も諦めるときがきます。きっかけになったのは臨床実習です。四年次の言語聴覚士臨床実習が終わったのもつかの間、今度は精神保健福祉士臨床実習の話が出始めたのです。精神保健福祉士の受験資格を得るには臨床実習に行かなければなりません。しかし、臨床実習に行けば言語聴覚士の勉強が間に合わず、間違いなく国家試験に落ちる確信がありました。その事実に気づいた瞬間、意地になっていた精神保健福祉士をあっさり諦め、バイトリーダーの地位も捨て、ようやく言語聴覚士一本に専念することができました。

新しい環境、新しい友人に出会うことで新しい自分を発見して夢が広がります。私も、大学という環境でどこまでチャレンジできるか試しているような感覚でした。いまにして思えば、その指標が「資格」だったのだと思います。クラスメートからみたら、なぜ言語聴覚学科に入学したのにほかの資格によそ見しているのかと疑問に思ったことでしょう。しかし、私にとっては言語聴覚士に集中するための大事なプロセスだったのです。いろいろな資格取得にチャレンジしたからこそ、言語聴覚士がいちばん好きだと胸を張って言えます。

学校生活では、勉強だけでなくサークルやボランティア、バイトなど、様々なことが経験できるでしょう。言語聴覚士は様々な経験を知識に変えて患者とコミュニケーションを取る仕事なので、チャレンジした経験は現場に出たときに必ず役立ちます。勉強も遊びもたくさん経験して、充実した学生生活を過ごしてください。

5 オープンキャンパスに参加しよう

学校選びで迷ったら、オープンキャンパスに参加してみましょう。

オープンキャンパスでは、先生や先輩が授業の内容や卒業後の進路などを説明してくれて、授業の一部を体験できる場合もあります。また、校舎のなかやサークル、学食（学生食堂）なども見て回ることができ、自分がどうキャンパスライフを過ごすかイメージすることができるでしょう。

オープンキャンパスは五月のゴールデンウィークから始まり、七月から八月、十二月から一月と中・高生が参加しやすいよう長期休暇の時期に開催されることが多いです。巻末に全国の養成校を掲載していますので、ぜひ活用してください。長いようで短い学生生活を過ごす場所なので、自分の目でしっかり見て、納得がいく学校を選んでください。

ぶっちゃけ裏話!?

同級生は支え合う仲間でもあり、競い合うライバルでもあり

医療従事者にとって養成校のクラスメートは特別な存在です。学生時代には演習や研究で協力したり、試験勉強でわからないところを教え合ったり、臨床実習中に電話で励まし合ったりと、同じ夢に向かってともに学生生活を支え合った仲間です。今回はそんな学生生活の思い出をちょっとだけ振り返ってみます。

本章ですでに触れましたが、クラスメートが協力し合う授業の一つに演習があります。検査や訓練の手順を覚えるために検査者役が重要なのはもちろんですが、それ以上に練習相手になる患者役にこそ知識が求められると私は思います。検査は障害の有無や重症度を調べるものなので、障害のない学生が普通に取り組んだのでは練習になりません。患者役が「こういう障害ならこのような症状が現れる」と、授業で学んだ知識を生かしてリアルな患者を想定して取り組むことで実際に近い練習ができ、その経験が臨床実習や就職後に生きてきます。

私がよくペアを組んでいた友人は、そのあたりのことがスマートにできる人でした。……否、だいぶ履き違えて実行する人でした。友人が患者役になると、検査道具を投げたり、絵カードを口に入れたり、席を立ってどこかに遊びにいったり、とふざけにふざけて全く練習にならず、連帯責任で先生からよく叱られていました。ただ、就職してからいろいろな患者に会うと、検

査道具を投げたり机を叩いたりするのは当たり前、なかには訓練室に入る練習だけで一カ月かかり、席に着くのにまた一カ月かかる患者もいて、まさかあのふざけた練習が役に立つとは思いませんでした（笑）。

また、国家試験の勉強では先生から模擬試験をグループでやってみることを勧められ、数人でグループを組んで毎日のように自作問題による模擬試験を繰り返しました。初めのうちは過去に出題された問題に似たような問題を自作していましたが、そのうちにマニアックな問題を作ってみたり、ひっかけ問題を作ってみたりとグループ内でどれだけ難易度が高い問題が作れるかといった競争が始まり、結果、誰も解くことができない問題が頻出して二カ月もたずにグループは瓦解しました。ただ、この勉強法のおかげで教科書を細部まで読む力がつき、他人に論理的に説明できる技術がつきましたので結果的にWin-Winの勉強法でした。

このように、学生時代はクラスメートとときに真面目に、ときにふざけながらも切磋琢磨して、国家試験に挑戦し、合格を果たしました。

そして、言語聴覚士になったいまでも学生時代の関係は続いています。ただ一つ違う点は、支え合う仲間ではなく、一専門家として競い合うライバルになったことです。卒業時に友人とこのような約束を交わしました。

「どちらが先に有名になるか競争しよう！」

学会や論文で友人が活躍しているところを目にするととても励みになりますし、また、負けたくないと奮起させられます。言語聴覚士でいるかぎり、きっと一生この気持ちは続いていくと思いますので、みなさんもすてきな出会いを経験して、充実した楽しい学生生活を過ごしてください。

第3章
言語聴覚障害の特徴とリハビリテーション

多くの生き物は、鳴き声や仕草、行動などの手段でコミュニケーションを取っています。しかし、多種多様な言語を理解し、複雑な文法規則を使いこなすなど「言葉」をコミュニケーションの手段として用いることができるのは生き物のなかでも人間だけです。

私たちが言葉を話すときには、まず、脳で伝えたい事柄をイメージして、そのイメージ（意味）に合った言葉を構成します。次に、神経に運動の指令が伝わり、口や声帯などの言葉を話す器官の筋を動かし、声が発せられます。その声は空気を震わせる振動になり、空気中を伝搬し、相手の耳に届きます。言葉を聞くときには、耳から入った空気の振動が音情報に分析されながら聴神経を伝わり、脳で音情報と意味が結び付いて、言葉として認識されます。話し手と聞き手はこの過程を交互に繰り返すことで、会話を織りなしていきます。この一連の流れは「スピーチチェーン（言葉の鎖）」と呼ばれ、コミュニケーションの基本とされています（図9）。

このように私たちが当たり前におこなっている音声コミュニケーションは、脳や体の各器官が緻

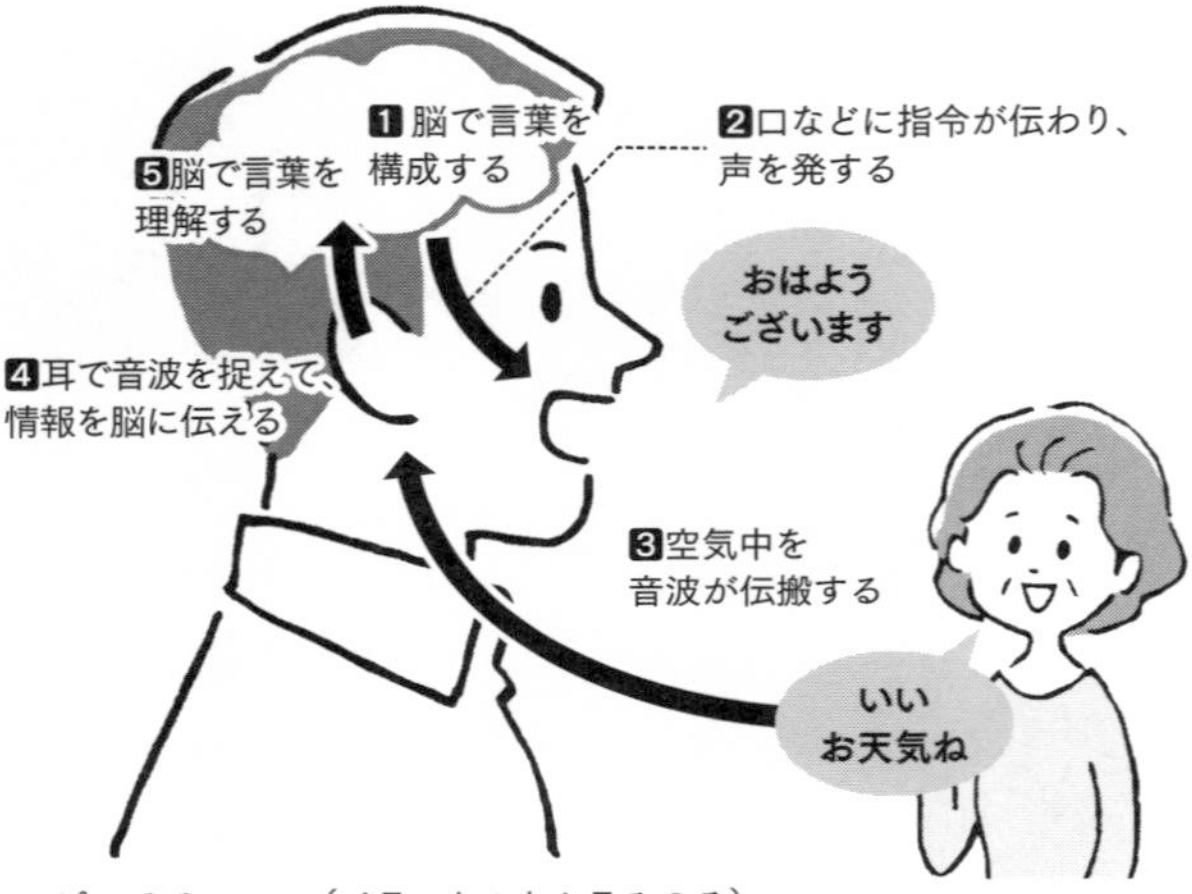
1 脳で言葉を構成する
2 口などに指令が伝わり、声を発する
おはようございます
3 空気中を音波が伝搬する
いいお天気ね
4 耳で音波を捉えて、情報を脳に伝える
5 脳で言葉を理解する

図9　スピーチチェーン（イラスト：キムラみのる）

密に連携して成り立っています。この一連の過程に何らかの異常が生じると、言葉を話すことや聞くことに障害が現れます。これらの障害を「言語聴覚障害」といいます。

本章では、脳や口、耳などのそれぞれの器官の仕組みと、その器官の異常で生じる障害を詳しくみていきます。第1節「脳の機能と失語症・高次脳機能障害」では脳の異常によって言葉を話すことや聞いて理解することができなくなる失語症と、物を覚えたり道具を使えなかったりする高次脳機能障害を、第2節「発声の仕組みと音声障害」では声帯の異常からうまく声を出せない音声障害を、第3節「発音の仕組みと構音障害」では口の異常からうまく発音できない構音障害を、第4節「流暢性と吃音症」ではスムーズに話すことができない吃音症を、第5節「言葉の発達と言語発達障害」では正常な言葉の発達がみられない言語発達障害を、第6節「聞こえの仕組みと聴覚障害」では耳の異常から音が聞こえない聴覚障害を、第7節「食べることの仕組みと摂食・嚥下障害」では口や喉の異常からうまく食べることができない摂食・嚥下障害をみていきます。また、第8節「リハビリテーションの実践例」ではリハビリテーションの実践例や具体的な支援の例をみていきます。

なお、障害ごとに節立てている性質上、分量が多く、また、医療的側面に内容が及んでいますので少し難しい箇所もあるかもしれません。まずは興味がある箇所からでかまいませんので少しずつ読み進めて、私たち言語聴覚士が扱う専門領域に触れ、ぜひ興味をもってください。

1　脳の機能と失語症・高次脳機能障害

脳の機能と構造

脳とは、体を動かしたり、音を聞いたり、物を見たり、物事を考えたり、記憶したり、言葉を構成したり、感情を表現したり、計算したりといった人間が生きるうえでのすべての活動をコントロールする中枢器官です。大まかに分けて大脳、小脳、脳幹からなり、各部位によって様々なはたらきを分担しています。運動や感覚、記憶、言葉などの活動の多くは大脳のはたらきによります。運動の調整やバランスのコントロールは小脳が、呼吸や心拍、意識、睡眠などの生命維持は脳幹が関与しています。

また、大脳には右脳と左脳があり、それぞれが反対側の運動をコントロールしています。例えば、

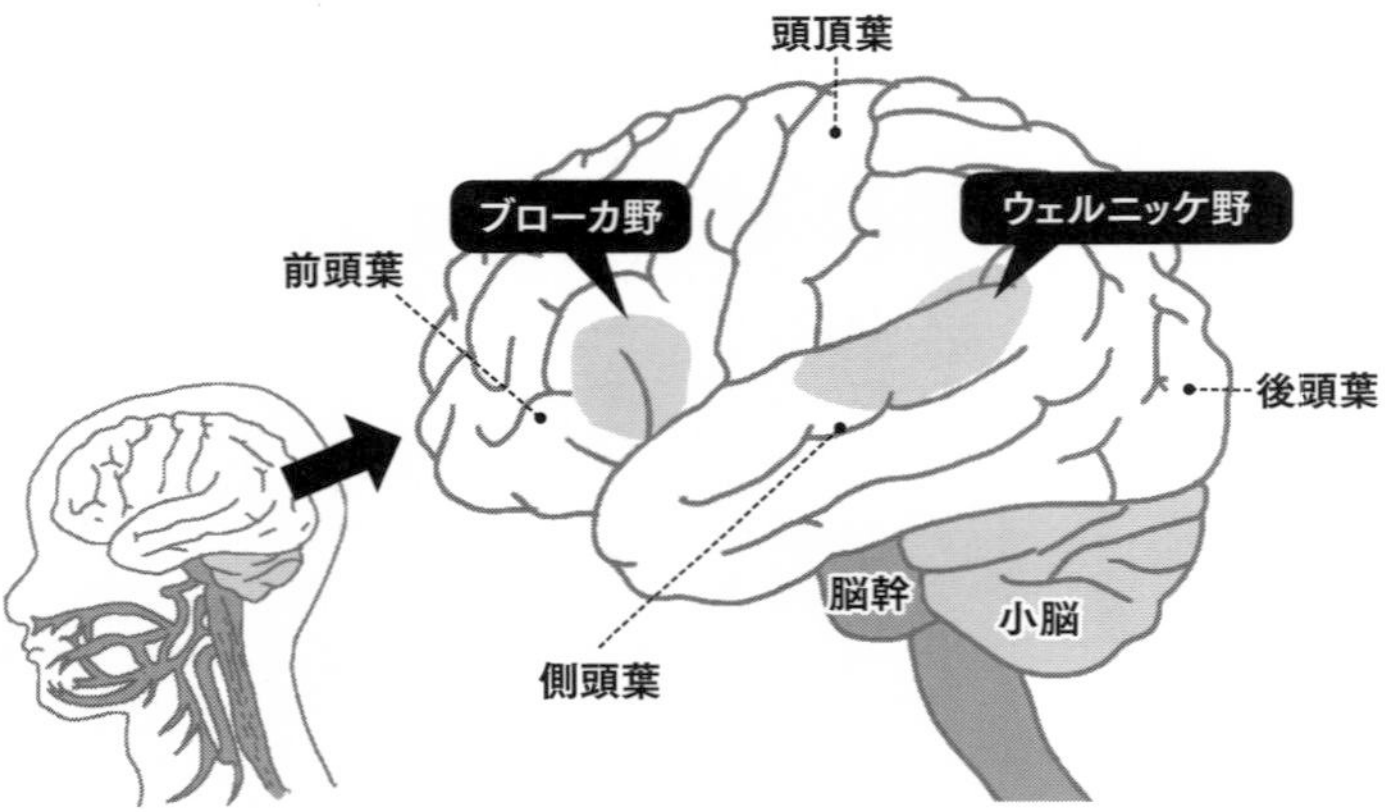

図10　左脳の各部位の名称

右手を動かすときには左脳の指令が右手に、左手を動かすときには右脳の指令が左手に伝わります。言語聴覚士が主に関わる言葉をコントロールする部位は、多くの人間にとって主に左脳に存在しています（図10）。この部位を言語中枢といい、特に言葉を話すことに関わっているとされている部位はブローカ野、言葉を聞いて理解することに関わっているとされている部位はウェルニッケ野に存在すると考えられています（社会一般で使われる「右脳は感覚タイプ、左脳は思考タイプ」なんて言葉は左脳に言語中枢があることが由来かもしれませんね）。

脳が損傷するとはどういう状態？

脳の損傷とは、病気や事故によって脳がダメージを受けた状態です。脳の損傷の多くは、脳の血管に異常が起こり、脳に酸素や栄養がうまく運べない脳血管障害、いわゆる脳卒中という病気が原因です。

例えば、右脳の手足をコントロールする部位が損傷した場合には、左の手足に麻痺が出現します。同様に、左脳の手足をコントロールする部位が損傷した場合には、右の手足に麻痺が出現します。また、左脳の言語中枢周辺が損傷した場合には失語症が出現します。

脳卒中は日本の死因順位第四位を占めるほどの病気です（「令和元年（2019）人口動態統計（確定数）の概況」厚生労働省〔https://www.mhlw.go.jp/toukei/saikin/hw/jinkou/kakutei19/dl/15_all.pdf〕〔二〇二一年一月十五日アクセス〕）。脳の損傷の程度によっては、様々な障害が引き起こされて複雑な病態になります。

失語症とは

みなさんは「失語症」という言葉からどんな障害をイメージしますか？　以前見たドラマでは「失語症とは言葉を話せない障害」と説明していました。しかし、この説明は当たらずとも遠からずといったところでしょう。私たちは話すこと以外にも、相手の話を聞いたり、本を読んだり、文字を書いたりすることにも言葉を活用しています。失語症とは、脳の損傷によって、話すこと、聞くこと、読むこと、書くことの、言葉を使ったすべての活動に支障が生じる障害です。

❶言葉と意味が結び付かない

第1章でみてきたように、私たちは言葉をただの〝音〟として認識するだけでなく、〝意味をもった情報〟として認識しています。例えば、「りんご」という単語は「赤くて丸い果物」と理解していますし、「みかん」という単語は「オレンジ色で丸い果物」と理解しています。この単語と意

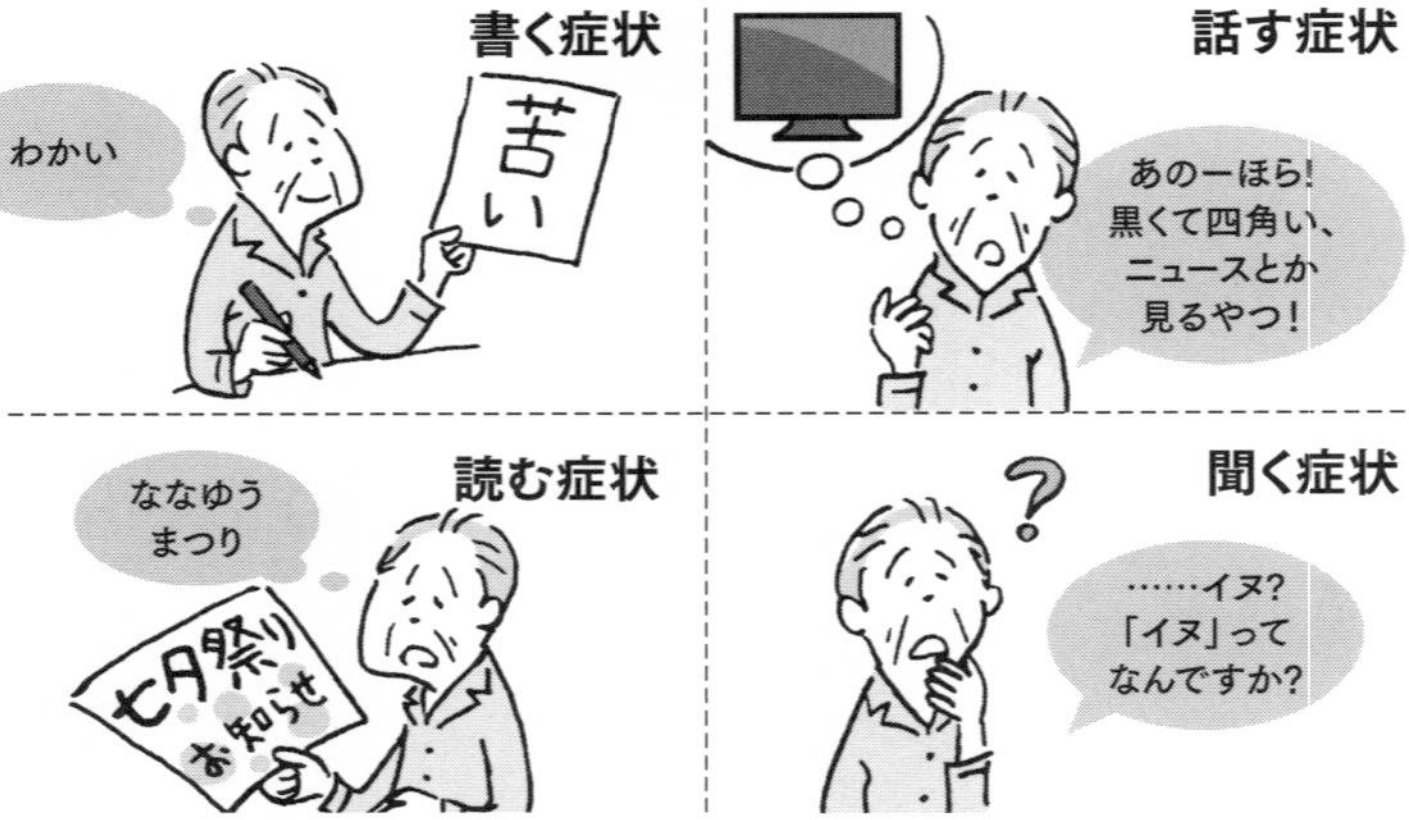
書く症状
わかい
苦い
話す症状
あのーほら!
黒くて四角い、
ニュースとか
見るやつ!
読む症状
ななゆう
まつり
七月祭り
お知らせ
聞く症状
……イヌ?
「イヌ」って
なんですか?

図11　失語症の症状の例（イラスト：キムラみのる）

味の結び付きは、脳のはたらきによっておこなわれています。私たちが「りんご」と話そうと思ったときには、「赤くて丸い果物」という意味を想起し、その意味に対して脳の辞書にある「りんご」「みかん」「ばなな」などのたくさんの単語のなかから適切に「りんご」を引き出し、意味と単語を結び付けて構成しています。また、「りんご」と聞いたときには、その響きを脳の辞書にある「りんご」「みかん」「ばなな」などのたくさんの単語と照合し、「りんご＝赤くて丸い果物」と結び付けて理解しています。

　失語症は、脳の辞書がこんがらがってしまい、その言葉が形作る意味と正しい言葉を結び付けられなくなった状態です。代表的なものに、言葉が思い浮かべられない症状があります。先ほどの「りんご」を例にみてみると、りんごを見せながら「これは何ですか？」と質問しても、「えーと……赤くて丸くて甘酸っぱい……何でしたっけね……」のように、その言葉が形作る意味を口に出すことはできますが、肝心の「りんご」という単語を思い浮かべられないといった症状がみられます。また、「えーと……、そうだ！「みかん」だ！」のように、別の単語が引き出されるといった症状もみられます。

聞くことにも同様の症状はみられ、例えば、「椅子を知っていますか？」と質問しても「「いす」？……うーん。わからないですね。明日までに調べてきてもいいですか？」と返事をしたり、「もしかして、いま私が座っているものが「いす」ですか？」と驚いたりと、「いす」という言葉をはっきりと聞き取れていて、しかも実際に椅子に座っているにもかかわらず、そのものとその言葉が結び付かないといった症状がみられます。

読むことや書くことにも同様の症状がみられます。なお、失語症のなかには文字の違いによって症状の現れ方が異なる場合もあります。例えば「新聞」と漢字で書いてあれば読んで理解することができますが、「しんぶん」とひらがなで書いてあると理解することができないというように、ひらがな、カタカナ、漢字の三つの文字体系を扱う日本語特有の症状もあります。

2 脳の損傷部位によって主症状が異なる

このように失語症は、口や喉、耳に異常がないにもかかわらず、脳の損傷によって言葉を使った活動に支障が生じる障害です。脳の損傷部位によって出現する症状に違いがあり、例えば、ブローカ野周辺の損傷では特に話すことに症状が現れ、ウェルニッケ野周辺の損傷では特に聞いて理解することに症状が現れます。ただ、いずれの部位の損傷でも程度の差こそあれ、話すこと、聞くこと、読むこと、書くことの言葉を使ったすべての活動に症状が現れます。また、脳の損傷範囲や損傷以前の言語習慣の違いなどによって症状の種類や程度が一人ひとり異なり、同じ症状は一人としていないといわれるほど複雑な障害です。

なお、言葉を使った活動に障害が現れても、失語症の患者は知能レベルや人柄が変わったわけではありません。したがって、簡単な言葉が思い浮かばないからといって子ども扱いしたり、赤ちゃん言葉で接したりすると、本人のプライドを傷つけてしまいます。その人らしさは以前と変わりませんので、いままでどおりに接することが大切です。

高次脳機能障害とは

脳の損傷では、言葉の活動以外にも感覚の認知や記憶、感情のコントロールなどにも障害が現れることがあります。ここでは、脳の損傷で生じる障害を高次脳機能障害と広い意味で捉えて、代表的な例をみていきます。

❶失行症

私たちは日頃から、別れ際にバイバイと手を振る、正解のときにOKサインを出す、などのジェスチャーを使っています。このようなジェスチャーは、このような場面でこのような役割をする、とその意味するところを成長の過程で学習していった動作です。また同様に、歯ブラシで歯を磨く、ハサミで紙を切るなどの道具を使った動作も、保護者から教わったり学校で習ったりして道具の役割と行動の意味を学習していきます。このように、決まった場面で使われる動作や特定の道具とそれを用いた行動が一連のセットになった動作のことを「行為」といい、手や足の麻痺がないにもかかわらず、これらの行為ができなくなる症状を失行症といいます。ここでは、代表的な二つの症状をみていきます。

一つは、道具を使った行為ができなくなる失行症です。例えば、歯ブラシと歯磨き粉を目の前に置いてそれぞれの使い方を聞いてみると、明確に答えることができます。しかし、実演させると途端にできなくなるといった症状が現れます。

もう一つは、道具を使わない単純な動作ができなくなる失行症です。例えば、患者に向かってバイバイと手を振ると、その意味を理解できます。しかし、「バイバイをやってみてください」と指示すると、どうやればいいのかわからなくなるといった症状が現れます。

❷失認症

私たちが目で見たり耳で聞いたりする感覚情報は、最終的には脳で認知されます。目や耳などの感覚器官に異常がないにもかかわらず、目や耳の情報を認知できない症状を失認症といいます。ここでは、特に視覚失認から二つの症状をみていきます。

一つは、物体を認知できない失認症です。例えば、りんごを見てもそれが何かわからないといった症状が現れます。ただし、手で触ったり味を確かめたりと視覚以外の感覚を通すことで、それがりんごだと気づくことができます。

もう一つは、顔を判別できない失認症です。目の前に立っている家族の顔がわからない、写真で見ても誰か判別できないといった症状が現れます。ただし、声を聞けばその人物を判別できます。

❸記憶障害

記憶障害は、ドラマなどで「ここはどこ？　私は誰？」などといった定番（？）の症状がたびたび取り上げられることもあり、みなさんも一度は聞いたことがあると思います。これは記憶障害の一種で健忘症といい、発症した時期を境として、発症したあとのことを記憶できない「前向性健忘」と、発症する前のことを思い出せない「逆向性健忘」があります。

前向性健忘は、発症後に知り合った人の名前を覚えることができなかったり、旅行に行っても出かけたことを覚えていなかったりといった症状が現れます。

逆向性健忘は、先ほどのドラマの例のような、発症前の過去の出来事を思い出せない症状です。家族を見ても知らない人だと言ったり、旅行の写真を見ても体験を思い出せなかったりといった症状が現れます。

❹注意障害

みなさんは家族でレストランで食事をしているとき、店内のＢＧＭや周囲の話し声が聞こえていても、特に気にせず家族と会話を楽しみながら食事をすることができるでしょう。このとき私たちの脳は、会話をするときには会話に意識を向けて、料理が運ばれてきたら料理へ視線を移し、ときには店内のＢＧＭに耳を傾けて……と、常に周囲の物事を意識しながらも集中すべきものに意識を向け続けています。このように、物事に集中して意識を向け続けられることと、自分のタイミングで意識を切り替えられることが注意機能です。

注意機能が障害されると、気が散ってしまって一つのことに集中できない、また、集中しすぎて意識を別のことに向けられないなどの症状が現れます。その結果、複数の道具を使う作業ができなかったり、また、いろいろなことに意識がそれて勉強に集中できなかったり、複数人の会話についていけなかったりといった問題が生じます。

5 遂行機能障害

遂行機能とは、物事を計画して実行に移すといった機能のことです。例えば、食事を作る過程をイメージしてみてください。まずはどんなメニューにするか、メニューの料理を作るにはどんな材料が必要かといった計画を立てます。次に材料をそろえ、野菜やお肉を切り、それらをフライパンで炒めて、調味料を加えて……とメニューに合わせた工程を効率的に実行していきます。また、途中でボリュームが足りないから一品足したり、昨晩のおかずが残っていたのを思い出して追加したりと臨機応変に対応します。そして、料理に合ったお皿を選び、見栄えも考えて盛り付けて料理を完成させます。このように遂行機能には行為、認知、記憶、注意などの複合的な機能が必要になります。

遂行機能が障害されると、計画を立てられない、物事の優先順位がつけられない、複数の物事を同時に処理できない、臨機応変に対処できないなどの症状が現れます。その結果、料理のような手順がある作業ができなくなったり、仕事を計画的に進められなかったりといった問題が生じます。

❻社会的行動障害

社会的行動とは、社会規則にのっとった行動をするためにじょうずに感情をコントロールすることです。例えば、コンビニエンスストアで買い物をしているときに、店員が前のお客の商品を袋に入れていて「少々お待ちください」と声をかけてきました。みなさんならどうしますか？　きっと数秒くらいのことですから、たいていは特に気にもせずに待つのではないかと思います。

社会的行動障害では、感情の抑制が失われて、一時的な感情にブレーキをかけることができなくなります。その結果、「なぜ待たせるんだー！」と一時の感情に身を任せて暴言を吐いたり、暴力を振るったりしてしまいます。ほかにも、アルコールにおぼれたり、異性にセクハラ（セクシュアルハラスメント）を繰り返したりといった問題が生じます。

このように高次脳機能障害には様々な症状がみられます。ただ、周りの人からは「気が散りやすい人」や「すぐに怒る人」のように受け取られてしまい、症状を正しく理解されないことも少なくありません。そのため、家族や職場の同僚などに障害の特性を理解してもらうことはとても大切です。

2 発声の仕組みと音声障害

発声の仕組み

私たちが声を発するときには、初めに肺にたまった空気が気管を通って喉頭に送られて、喉頭にある声帯を振動させて声のもとを作ります。この声のもとは、まだ「あ」や「か」のようなきれいな音ではなく、ザラザラした雑音です。そして、この声のもとが口を通って、「あ」や「か」のような私たちが普段聞く音になります。言語障害の領域では、喉頭を発声する器官、それ以降の口を発音する器官と分けて考えます。まずは、発声する器官、特に声帯についてみていきます。

声帯は、喉頭の両端に付着した二本の筋とそれを覆う粘膜から構成された器官です。喉頭の動きによって呼吸するときは開いた状態、発声するときは閉じた状態になります。その閉じた声帯に向かって肺から空気が送られてくると、空気の圧力によって声帯が押されて隙間ができます。その隙間を空気が通るときに声帯が振動して、声のもとが作られます（図12）。

私たちの声は、声帯のはたらきによって高さや大きさが変わってきます。例えば、歌を歌うときの高い声を出すときは、喉頭のはたらきによって声帯が薄く引き伸ばされて振動回数が多くなります。また、声の大きさは、声帯や息を吐き出す力のコントロールによって調整しています。

さらに、声には声質という要素もあります。声質は生まれ持った声帯の質や声の出し方、間の取

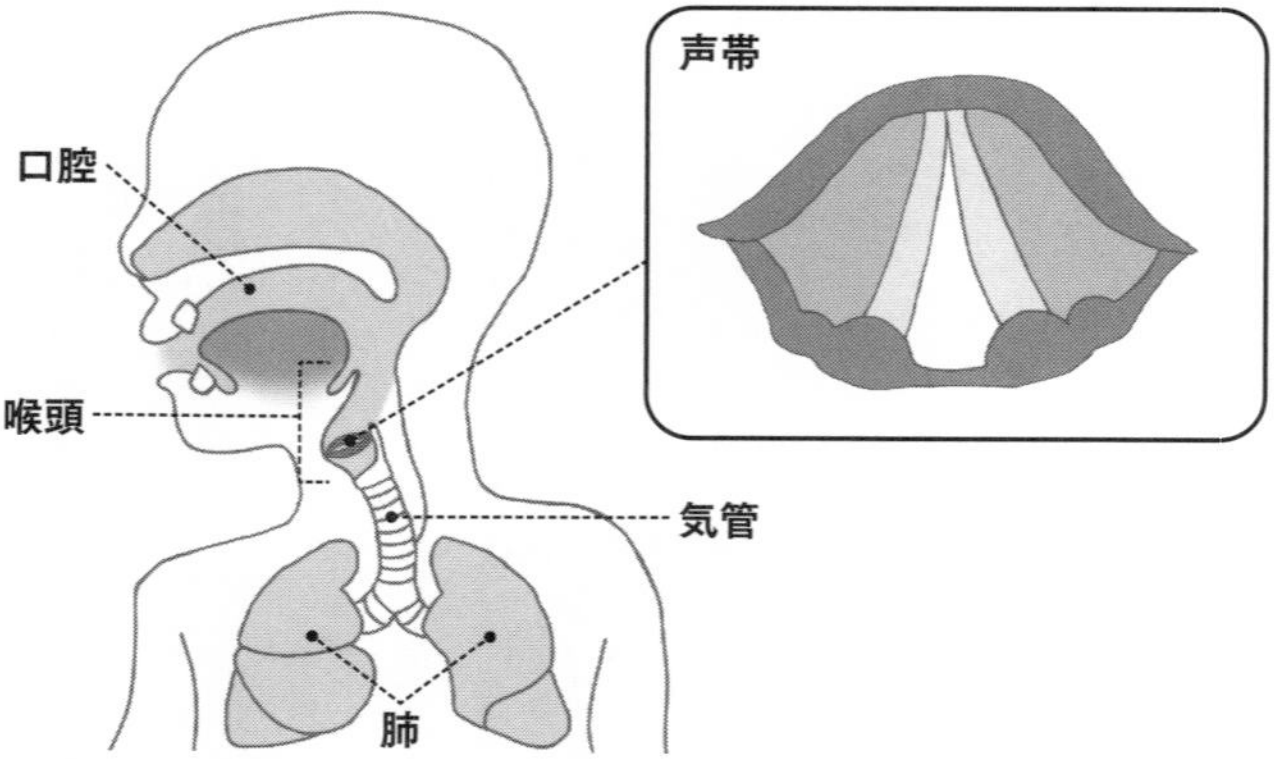

図12　横から見た発声器官と上から見た声帯

り方など様々な要素が絡み合い、同じ高さや大きさであっても、太くて伸びがある声やかわいらしい声など、聞く人の印象も関係して総合的に決まります。

音声障害とは

音声障害の多くは、声帯の異常によって生じる声質の異常です。声質の異常を嗄声《させい》といい、音声障害の臨床をするうえで特に大事なポイントになります。ここでは代表的な音声障害をみていきます。

1 声帯の酷使による音声障害

みなさんのなかには、カラオケで歌いすぎたり、ライブで盛り上がったりした翌日に声がガラガラになったという経験がある人もいるのではないでしょうか。これは声帯を一時的に酷使したことによる声質の異常です。声帯は軟らかな粘膜に覆われていますので、大声を出したり、長く声を出し続けたりすると傷つきやすくなります。

このような声帯の異常は日常的に声を酷使するアーティ

ストや俳優、教師などの職業に多いといわれていて、声を酷使し続けた結果、声帯が炎症を起こしたり、ペンだこのような塊ができたりして、ガラガラ声やかすれ声などの嗄声が現れます。また、声が出しにくくなったり、長い声が出せなくなったり、声を出すとすごく疲れたりといった症状もみられます。

声帯の異常には、声帯にできるガンもあります。ガンができると手術によって喉頭ごと切除することもあり、全く声が出せない状態になります。

❷声帯に異常がみられない音声障害

声帯に病的な異常がないにもかかわらず、声質に異常が出たり、発声ができなくなったりする音声障害もあります。例えば、心理的なショックやストレスで声が出なくなる心因性発声障害や、思春期の男児が、身体の発達やホルモンに異常がないにもかかわらず声変わりしないまま成長する変声障害などです。

3　発音の仕組みと構音障害

発音の仕組み

私たちが話す「あ」や「か」などの発音情報は、口や舌などの動きによって作られます。言語障

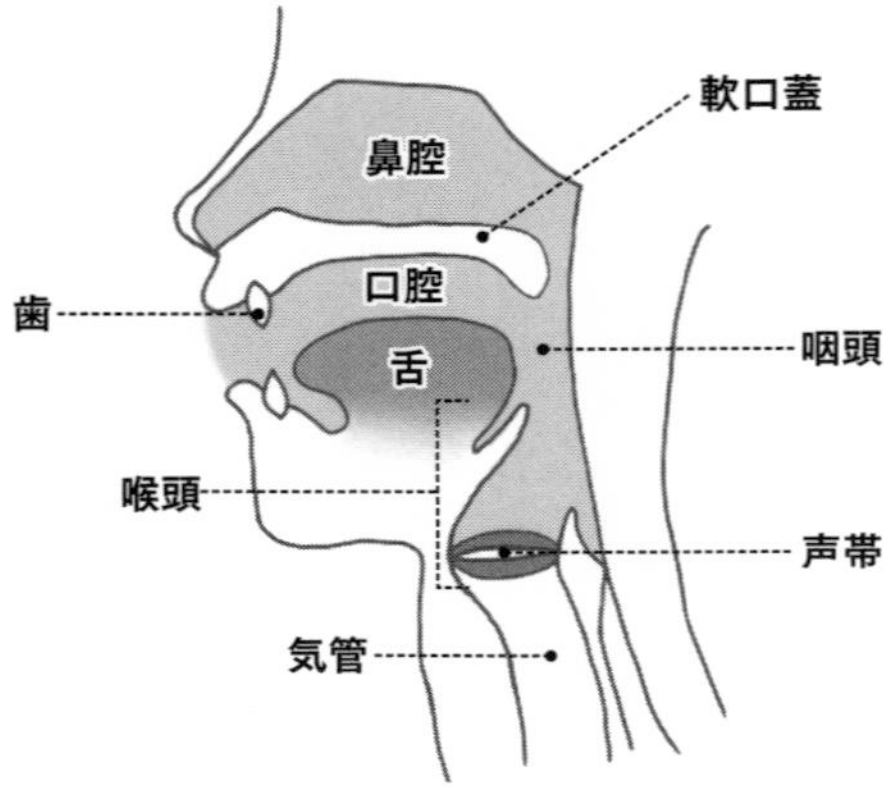

図13　横から見た構音器官

害の領域では発音のことを構音《こうおん》といい、口や舌、鼻などの構音に関わる器官のことを構音器官といいます（図13）。

まず、鏡を見ながら「バス」という言葉を発音して、唇や舌の動きを観察してみましょう。いかがでしょうか。唇が閉じたり、舌が細かく動いたりしているのがわかると思います。まず、「バ」の発音では、初めに唇が閉じて空気の流れを遮っています（このまま声を出そうとしても、唇が閉じていますから声は外に出ることはありません）。そして、唇が開くときに口のなかの空気が勢いよく飛び出して、「バ」の音が作られます。次に、「ス」の発音では、舌の先が歯茎に近づいて狭い隙間を作り、そこを空気が通ることで「ス」の音が作られます。

このように私たちの発音は、声帯で作られた声のもとが咽頭（口の奥）、鼻腔（鼻のなか）、口腔（口のなか）を通るときに唇や舌が複雑に動いて「バ」や「ス」といった音響的な加工がなされて作られます。しかもこれらの作業を一瞬のうちに連続しておこなっています。

構音障害とは

構音障害とは、うまく発音できない、発音がひずんでしまうなどの問題が生じる状態です。ここでは構音障害の代表的な例をみていきます。

❶運動障害性構音障害

運動障害性構音障害は、神経や筋に異常があって生じる構音障害です。例えば、唇に麻痺が生じると、唇がうまく閉じられず、先ほどの「バ」のような発音が正しくできずにひずんだ発音になります。また、舌に麻痺が生じると、舌を正しく動かせず発音がひずんだり、発音のスピードが落ちたりします。このように、構音器官に異常が生じることによって、発音のスピードが落ちたり、発音がひずんだりといった、いわゆる「ろれつが回らない」と表現されるような症状が現れます。

なお、損傷した部位が広範囲にわたり症状が重くなると、何と言っているのか全くわからないほどひずんだ発音になることもあります。

❷口唇口蓋裂

口唇口蓋裂は、唇と口蓋（口のなかの天井）に裂け目がある状態で生まれてくる先天性の病気です。発音のひずみや鼻に息が漏れるなどの症状が現れます。

❸機能性構音障害

機能性構音障害は、構音器官や聴覚器官に異常がないにもかかわらず、通常の発達に合った発音ができない状態や、誤った発音の仕方が身についた状態です。例えば、「さかな」が「たかな」になるような別の音を発音する症状、「たいこ」が「あいこ」になるような子音が欠落する症状、発音がひずむ症状などが現れます。

原因によってそれぞれ注目すべきポイントは異なりますが、いずれの場合でも発音に対してあまり敏感にならないことが大切です。例えば、家族で会話をしているときに「さっきの言葉、もう一回言ってみて！」といちいち言い直させられたら、会話が楽しくないですし、何より話すことに自信がなくなってしまいます。多少症状があっても、家族でフォローしながら楽しく会話をすることが大切です。

4 流暢性と吃音症

みなさんは、「流暢な話し方」という言葉を聞いたことがありますか？　よく、ドラマで俳優が一切つかえずに長い台詞をスムーズに話す場面などで使われます。逆に、お笑い芸人が話している最中に言い間違えたりつかえたりすることを、「どもる」や「かむ」という言葉で表します。私たちは普段、スムーズに会話しているつもりでも多少つかえることがありますし、また、相手がつかえたとしても特におかしいと思わずに会話を続けています。

吃音症とは、発声器官や発音器官に異常がないにもかかわらず、つかえる頻度が多く、スムーズに話すことができない流暢性の障害です。言葉を出すときに「ぼ、ぼ、ぼ、ぼくは」と音を繰り返したり、「ぼーーーくは」と伸ばしたり、「……ぼくは」と詰まったりといった症状が現れます。原因はいまだにわかっておらず、就学前の子どもに多く生じやすいといわれていて、また、自然に治っていくこともあります。

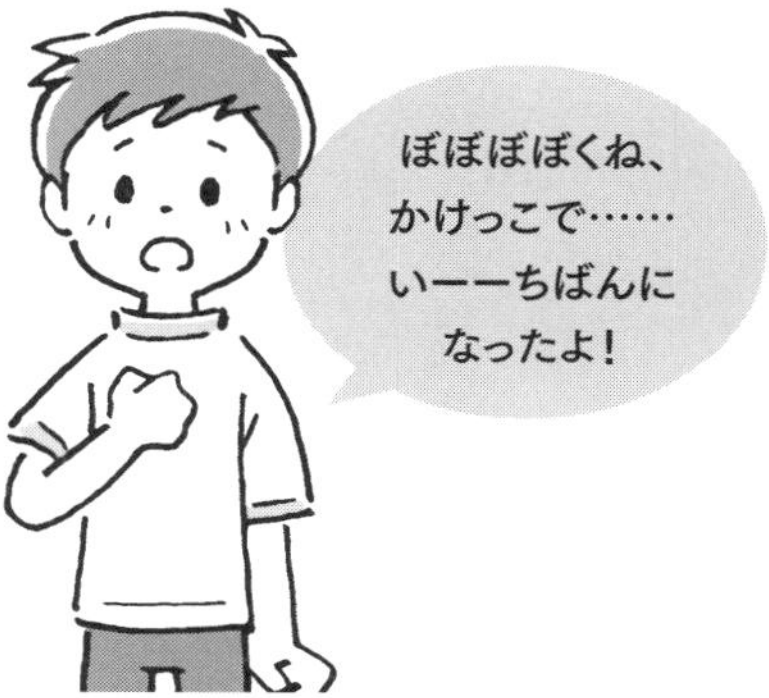
ぼぼぼぼくね、
かけっこで……
いーーちばんに
なったよ！
図14　吃音症の症状の例（イラスト：キムラみのる）

症状は心の不安と大きく関係します。そのため、「落ち着いてもう一回言ってごらん」や「なんで「ぼ、ぼ、ぼくは」って言うの？」など症状に注目されると、話すことに不安を覚えて、症状がより悪化してしまうこともあります。症状が出ても気にせず会話ができる環境を作ることが大切です。

5　言葉の発達と言語発達障害

言葉の発達

生まれたばかりの赤ちゃんは、おなかがすいたときやおしめがぬれて気持ち悪くなったときなどに泣いたり、手足をバタバタさせたりと全身を使って、誰でもいいから自分の感情に気づいてほしいというアピールをします。しばらくすると、赤ちゃんは毎日母乳をくれたり、おしめを替えてくれたりする保護者の存在に気づき、泣くと保護者があやしてくれる、保護者があやしてくれるとうれしくなって笑う、といったやりとりを通して、保護者の表情や行動、言葉に興味をもつようになります。

成長とともに、保護者だけでなく、周りの音や物にも興味を示すようになり、おもちゃをつかんだり、投げたり、口に入れたりしながら、手触りや形、硬さなどを覚えていきます。また、いろいろな物に興味が出てくると、遠くにあるおもちゃをじっと見つめたり、手を伸ばしたりといった自分で要求する行動もみられるようになります。赤ちゃんのこの行動に保護者が気づいて、「あそこにブーブーがあるね」や「ブーブーがほしいの?」のような言葉かけや指さしをすることで、お互いの意図を理解するコミュニケーションが芽生え始めます。

生後七、八カ月ごろになると、「マママ」「ババババ」といった喃語《なんご》と呼ばれる発声が出始め、自分の声を自分で聞いて楽しむ声遊びをする様子がみられるようになります。この声遊びは口や舌の動きをいろいろ変えながら発音の違いを聞くことができるので、楽しみながら口を動かす練習になっています。さらにこの時期には、保護者の「○○ちゃんおなかすいたのかな?」や「ワンワンかわいいね」などの言葉かけを学習していき、自分の名前や物の名前、バイバイなどの簡単な動作を理解できるようになります。

そして、多くの言葉かけによって理解できる言葉も増えていき、さらに体の成長に伴って口腔器官も発達した十二カ月ごろになると、「ママ」や「パパ」などのような初めて意味がある言葉、始語《しご》が出ます。

このように、赤ちゃんは泣き声や視線、身ぶりなどから保護者の反応を通してコミュニケーションを学習していき、その学習を通して言葉によるコミュニケーションが発達していきます。

言語発達障害とは

言語発達障害とは、同じ年齢の子どもと比べて言葉の発達が遅れていたり逸脱していたりといった状態です。言葉の発達には、耳や目などの感覚機能、人との関係性を保つ対人機能、発声・発語器官の運動、認知機能、生育環境などが関係します。そのため、言葉の発達に注目するうえでは、言葉だけでなく子どもの発達すべてに注目する必要があります。

ここでは、聴覚障害のある子どもの言葉の特徴と発達障害のある子どもの言葉の特徴に注目してみていきます。

1 聴覚障害のある子どもの言葉の特徴

生まれつき、または乳幼児期に難聴が生じると、言葉の発達に多大な影響があるといわれています（難聴については、本章第6節で詳述）。言葉の発達でみたように、赤ちゃんは保護者からの言葉かけや仕草、表情などを通して言葉の役割やコミュニケーションを学習していきます。例えば、赤ちゃんが車のおもちゃで遊んでいるところに「ブーブーだね」などの言葉かけをすることで、「これはブーブーなんだ」と学習していきます。そして子どもの成長に合わせて「こっちの赤いブーブーは消防車っていうんだよ」とか「この白黒のブーブーはパトカーだね」などのように言葉かけすることで、同じブーブーという存在にも区別があること、色にも名前があることを学習していきます。しかし、聴覚障害のある子どもは、保護者の声がかすかにしか聞こえなかったり、全く聞こえずに言葉かけに気づかなかったりすることから、言葉を学習しにくくなります。また、保護者の発音も聞こえず、聞こえても「※ー※ー」のような状態かもしれません。そうすると、発音を学習することができませんし、自分の発音を自分で聞くこともできませんので、正しい発音を身につけることができません。

このように、聴覚障害のある子どもの場合は、言葉の理解の遅れや発音のひずみがみられ、授業や友人関係で苦労する場合もあります。そのため、早い時期に補聴器や人工内耳で音を耳に届ける方法を検討したり、目で見えるところから話しかけたり、身ぶり手ぶりも使ったりと、子どもがわかる方法でたくさん言葉かけをしてあげることが大切です。

❷発達障害のある子どもの言葉の特徴

発達障害とは、生まれつき全般的な発達に異常がある障害です。ここでは特に、対人関係が苦手で、強いこだわりをもつ自閉症スペクトラム障害を例にみていきます。

生後間もなく障害の特徴が現れ始め、成長とともにあやしても笑わない、人と目を合わせない、特定のおもちゃに強く執着する、決まった行動（ご飯のときは自分を中心にしてお父さんは右側、お母さんは左側に座る、といった自分のなかのルール）がくずれるとかんしゃくを起こすなどの行動が目立つようになります。

言葉の発達では、耳や目に異常がないにもかかわらず、言葉の話し始めが遅れ、一歳半健診や三歳児健診で指摘されて発覚することも少なくありません。また、言葉を話していても使い方や使う場面が違う場合もあります。例えば、「名前を教えてください」や「好きなおもちゃは何？」と質問しても「ゲットだぜ！　ゲットだぜ！」とコマーシャルのフレーズを繰り返したり、「おとしはいくつ？」という質問に「おとしはいくつ？」と全く同じ言葉をオウム返ししたりといった行動がみられます。また、言葉の裏の意味を推察できなかったり、比喩表現を真に受けてしまったりといった特徴もあります。例えば、家庭でお母さんが「お風呂見てきて」といったとき、お母さんは〝お湯の量や温度を確認してきて〟という意図をもって発言していると思いますが、その意味を推察できず、言葉どおりに捉えて〝お風呂を見るだけ〟の行動を取ります。

ほかにも、相手との距離感がわからない、他人に興味がない、相手の立場になって物事を想像することが苦手などの特徴もみられます。その結果、学校では友達がいやがっても自分の好きな話を一方的に続けたり、友達の話の腰を折ったり、グループ活動の輪を乱したりと、いわゆる〝空気が読めない子〟としてみられてしまいがちになります。

発達障害のある子どもは、耳から入る情報よりも目から入る情報のほうが理解しやすい特徴もありますので、言葉かけだけでなく、実物を見せながら理解を促すことが大切です。また、抽象的な言葉は理解しにくいので、「ちょっと待ってて」ではなく「十分待ってて」、「それ取って」ではなく「テーブルの上の小皿取って」などのように具体的な言葉で話しかけることが大切です。

6 聞こえの仕組みと聴覚障害

聞こえの仕組み

私たちが言葉を聞くときには、耳から音が入って、聴神経を伝わり、脳で言葉を認識します。脳で言葉を認識する段階は本章第1節で記していますので、ここでは音の入り口の段階である耳の機能についてみていきます。

耳の構造は三つに分けられます。まずは、顔の横についている耳介《じかい》とそこにつながる外耳道《がいじどう》という穴から構成されている外耳《がいじ》、次に外耳道の奥に張られた鼓膜《こまく》とそこに連なる耳小骨《じしょうこつ》がある中耳《ちゅうじ》、そして蝸牛《かぎゅう》とそこからつながる神経がある内耳《ないじ》です（図15）。私たちが音を聞くときには、まず空気の振動が外耳道に入って、鼓膜、耳小骨と順に振動を増幅させながら伝搬します。次に蝸牛で振動が電気信号に変換されて、聴神経を刺激します。そして、聴神経から脳に伝達します。

聴覚障害とは

聴覚障害とは、耳に何らかの異常が生じて、音が聞こえなかったり、聞こえにくくなったりする難聴が生じた状態です。例えば、中耳に炎症が生じる中耳炎や、鼓膜に穴が開く鼓膜穿孔《せんこう》、高齢に

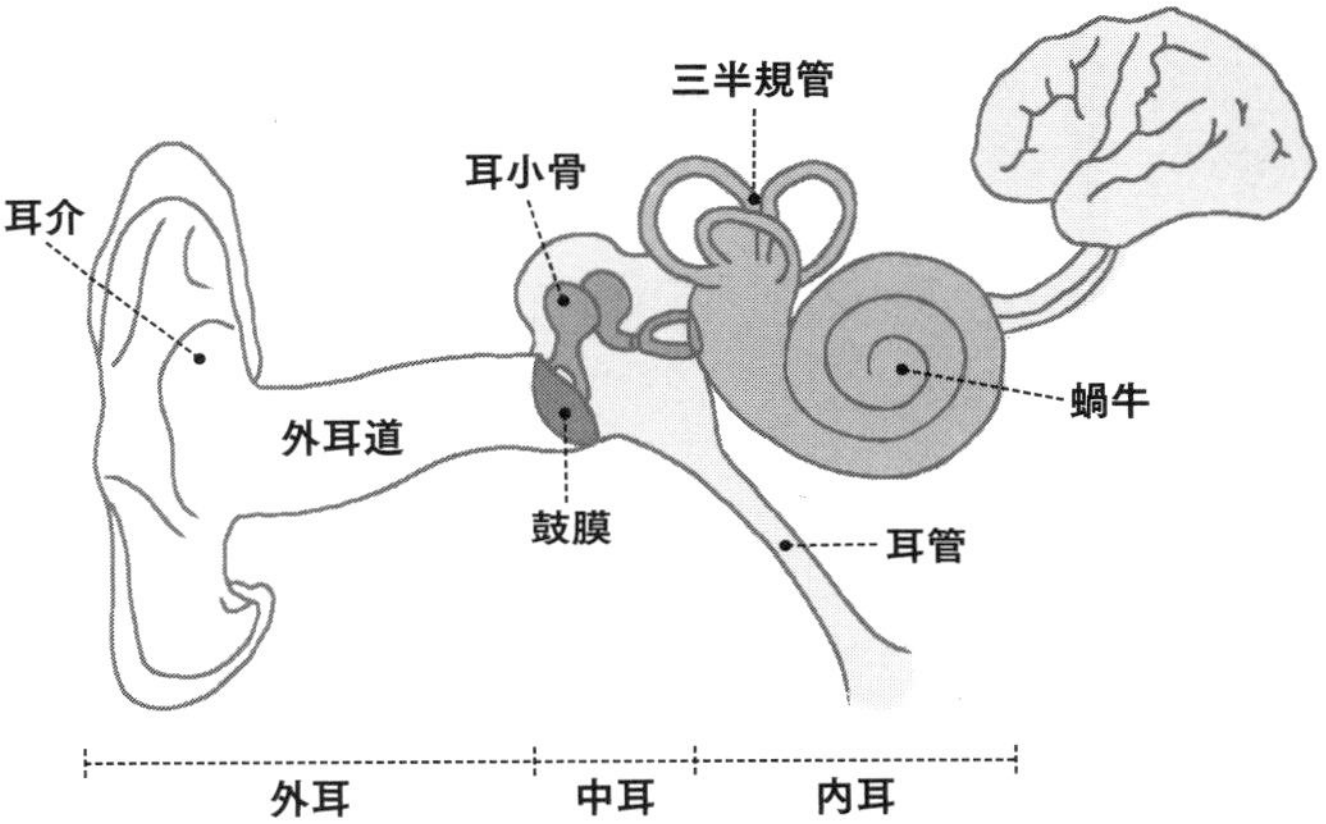

図15　聴覚器官

なって徐々に耳が遠くなる加齢性難聴など、様々な原因によって難聴は生じます。また、はっきりとした原因がないにもかかわらず、ある日突然耳が聞こえなくなる突発性難聴や、生まれつき耳が聞こえない先天性難聴もあります。ここでは難聴の聞こえと聴覚障害領域で関わることが多い加齢性難聴に注目してみていきます。

1 難聴の聞こえ

みなさんのなかに耳栓を持っている人はいますか？いい耳栓は音の遮断率が高いので、軽度レベルの難聴を体験できます。一度、耳栓をした状態で友達と会話したり、散歩したりしながら一日過ごしてみてください。きっと、風の音、木々が揺れる音、人が歩く音などの周囲の音は聞こえなくなり、普段の声の大きさでの会話はちょっと聞きにくくなり、大きめの声でようやく聞こえるといった感じでしょう。私たちの日常には、会話以外にも木々が揺れる音、雨が降る音、車

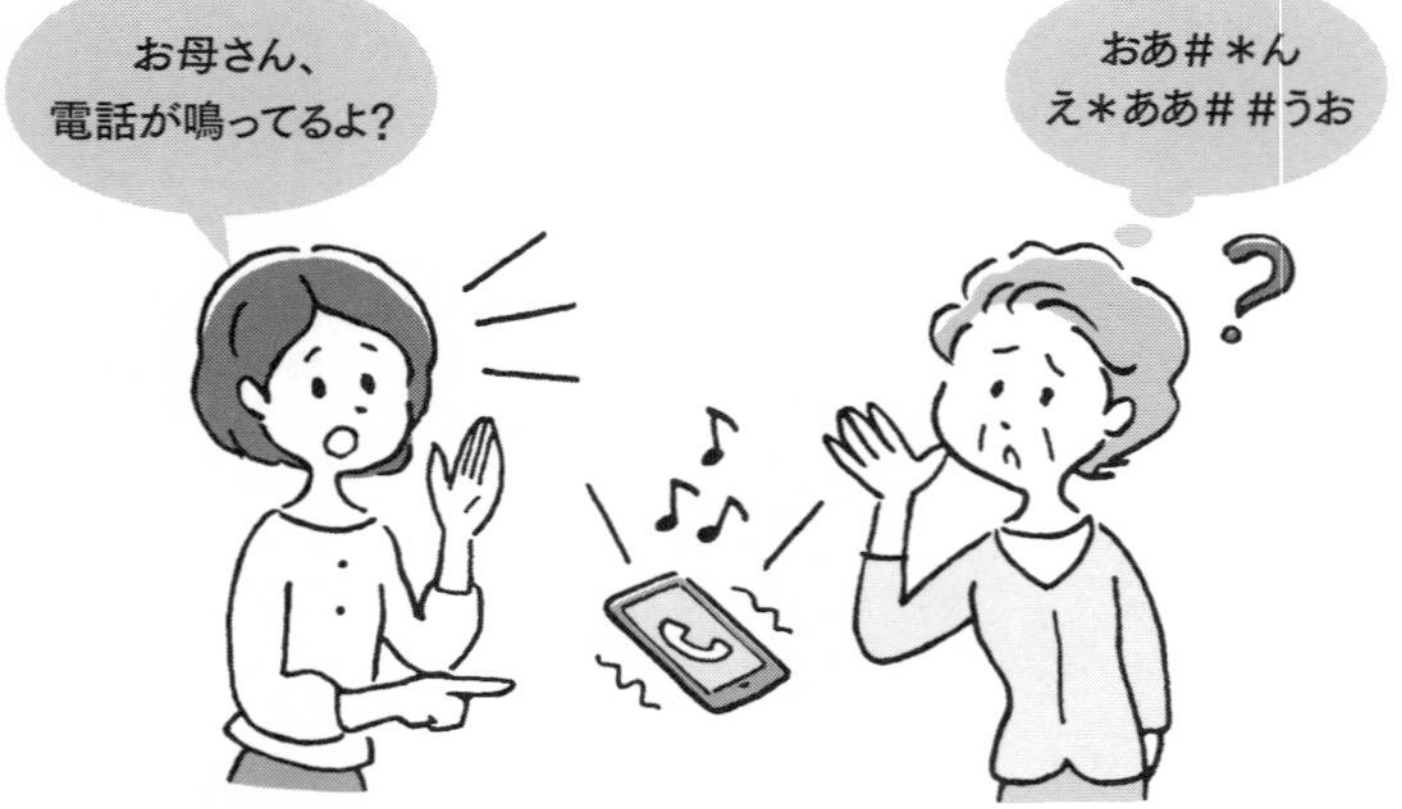
お母さん、
電話が鳴ってるよ？
おあ＃＊ん
え＊ああ＃＃うお
図16　加齢性難聴の症状の例（イラスト：キムラみのる）

が走る音、虫の声など様々な音があふれています。これらの当たり前に聞こえている音が聞こえにくくなったり、聞こえなくなったりする症状が難聴です。

また、難聴は音の大きさだけでなく、明瞭さにも影響を及ぼす場合もあります。特に内耳以降の感音器官が障害を受けると、「おはよう」が「おあおう」と聞こえるような、音は聞こえるけど発音が聞き取れない「ぼやぼやした聞こえ」や「膜がかかったような聞こえ」と表現される状態もみられます。

さらに難聴が重度になると、後ろでクラクションが鳴ってもわからないほどの状態もみられます。

❷加齢性難聴

加齢性難聴は、本人も自覚しないうちから難聴が進んでいき、テレビの音が大きかったり、電子レンジの「チーン」という音に気づかなかったり、会話のなかで聞き返すことが増えたりといった違和感から、家族が気づいて発覚することも少なくありません。特に高い音の難聴が進む傾向にあり、電話が鳴りっぱなしなのに出ない、インターホンに気づかずに何度も荷物の受け取りに失敗する、などの日常生活での不便さが目立ち始めます。さらに難聴が重度に進行すると、車の接近に気づけなかったり、非常放送に気づかずに取り残されたりと、身の危険につながることもあります。

会話の面では、街なかで声をかけられても気づかずに無視したと思われたり、会話ができても雑踏音に混じってはっきり聞き取れずにとんちんかんな返答をしたりと、友人との会話がつらく疎遠になり、次第に自宅に引きこもるようになります。このように、難聴は会話だけでなく、日常生活で様々な問題が生じます。

そのため、補聴器で聞こえを補い、どうしてもわからないところは紙に書いたり、電話が聞こえなければメールやファクスを使ったりと、様々な手段を活用しながら生活を豊かにする支援をしていきます。

7　食べることの仕組みと摂食・嚥下障害

食べることの仕組み

私たちは物を食べるとき、それが食べられるかどうかを判断しています。食べられるとなれば、箸やスプーンなどの道具を使って口に入れて、口のなかでよく嚙み、〝ごっくん〟と飲み込みます。

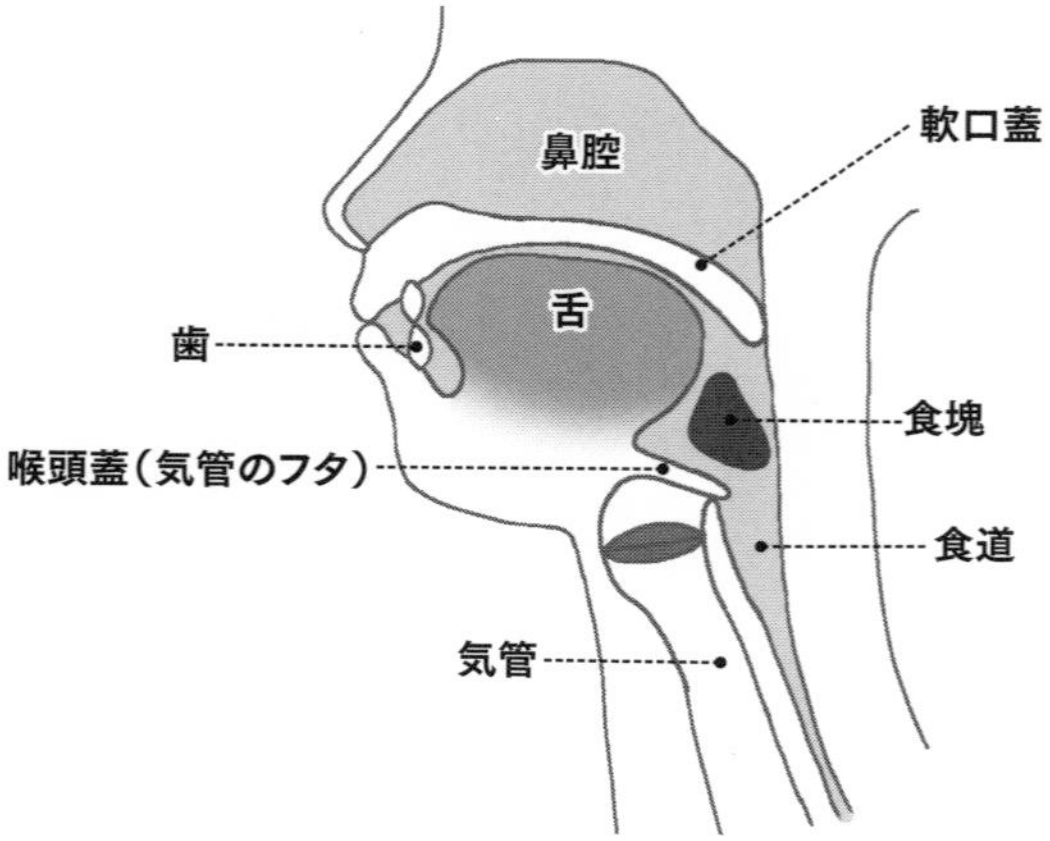

図17　横から見た摂食・嚥下器官（⑤食道期）

この物を食べる一連の過程を「摂食《せっしょく》」といい、そのなかでも〝ごっくん〟と飲み込む過程を「嚥下《えんげ》」といいます（図17）。この摂食・嚥下の過程は次の五つの段階に分けて考えられています。

①先行期

目で見たり、鼻でにおいを嗅いだりして、それが食べられるかどうかを判断します。そして箸やスプーンなどの道具を使って、一口で食べられる量を口に運びます。

②準備期

食べ物が口のなかに入ったら、歯や舌、顎を巧みに動かして食べ物を飲み込みやすい形（食塊）に変えていきます。

③口腔期

唇を閉じて、舌を動かして食塊を咽頭（口の奥）に送ります。

④咽頭期

咽頭や喉頭の筋のはたらきによって、〝ごっくん〟

と飲み込み、食塊を食道に運びます。そのとき、食塊が気管に入らないように気管の入り口にフタをします。

⑤食道期

食道に入った食塊を食道のはたらきで胃に送ります。

摂食・嚥下障害とは

摂食・嚥下の過程に何らかの異常があり、物をうまく噛めなかったり、〝ごっくん〟ができなくなったり、〝ごっくん〟しても誤って気管に食塊が流れてしまったりといった障害のことを摂食・嚥下障害といいます。

摂食・嚥下障害の原因は様々あります。例えば、神経・筋の異常で口や舌、喉が動かせなくなってしまったもの、事故やガンの影響で舌や食道を切除してしまい、食事ができなくなるものなどがあります。さらに、高齢になると筋力が衰えて飲み込む動きが低下してしまうこともあります。ここでは、〝ごっくん〟したものが誤って気管に流れてしまう「誤嚥《ごえん》」と、それに伴って生じる「誤嚥性肺炎」に注目してみていきます。

誤嚥と誤嚥性肺炎

みなさんは食事中に急かされたり驚かされたりして「食べ物が変なところに入ってむせた！」という経験はありませんか？　健康な人の場合は強く咳き込むことで体が食塊を外に出そうとはたら

きます。そのため食塊が肺の奥深くまで流れ込んでしまって病気になることはほとんどありません。しかし、筋や神経のはたらきが低下してしまうと咳ができなかったり、咳ができても弱くて食塊を外に出せなかったりする場合があります。そうすると、食塊が肺まで落ちて肺炎になる誤嚥性肺炎を生じることもあり、最悪の場合、死に至ることもあります。

また、誤嚥は食事のときだけに起きるとはかぎりません。食塊をうまく飲み込むことができずに口腔内や咽頭内の目に見えないところに残ってしまってあとから誤嚥を起こしたり、寝ているときの唾液で誤嚥を起こしたりと、摂食・嚥下障害の患者には常に注意が必要です。そのためにも言語聴覚士によるリハビリテーションが必要です。

8 リハビリテーションの実践例

言語聴覚障害のリハビリテーションでは、それぞれの障害に応じた検査や訓練を実施します。詳しくは養成校に入ってから学びますので、ここでは失語症、構音障害、言語発達障害、聴覚障害、摂食・嚥下障害の訓練の実践例をみていきます。

❶失語症の訓練

失語症の訓練では、言葉を使ってコミュニケーションを豊かにすることを目標にします。

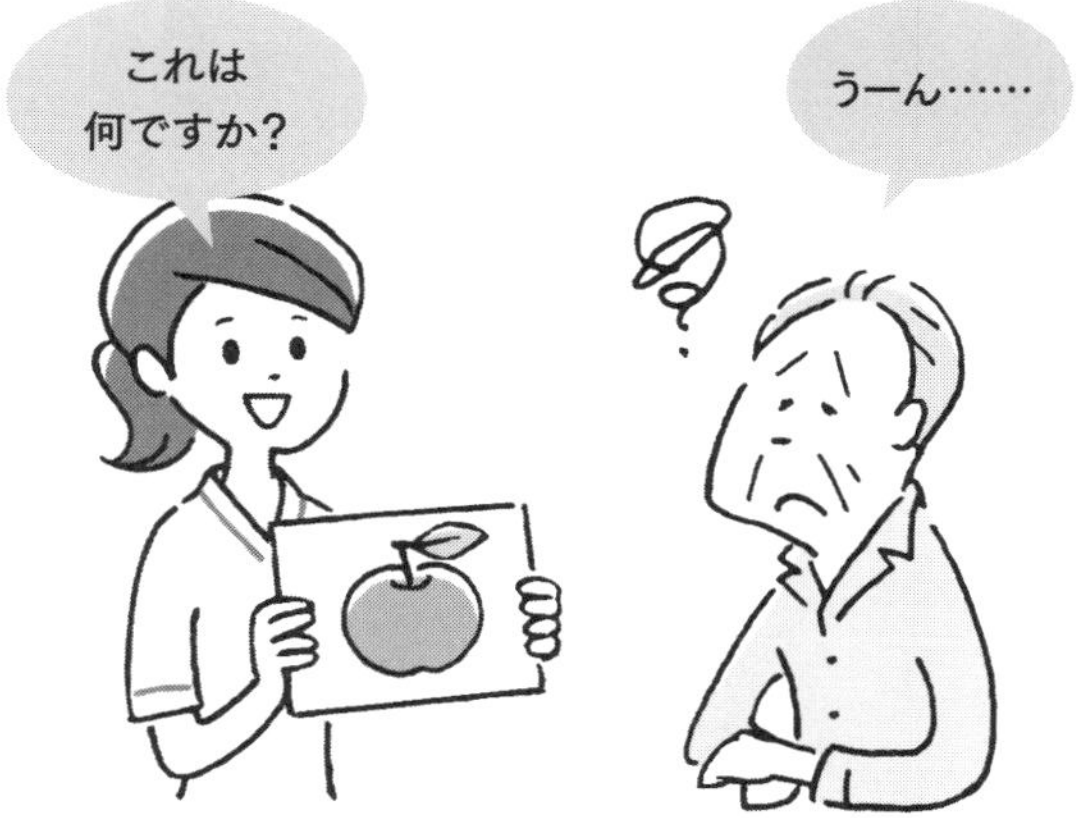

図18　絵カードを使った失語症の訓練の例（イラスト：キムラみのる）

例えば話すことの訓練では、「りんご」「すいか」「ばなな」などの絵カードを順番に見せて「これは何ですか？」と質問して名称を言ってもらう課題をおこないます。聞いて理解することの訓練では、複数枚の絵カードをテーブルに並べて「りんごはどれですか？」と質問して絵カードを指さしてもらう課題をおこないます。読むことの訓練では、「鉛筆」「鍵」「水」の絵カードと文字カードをテーブルに並べて、同じ意味をもつカードをそろえてもらう課題をおこないます。書くことの訓練では、「山」「本」などの絵カードを見て、文字で答えを書いてもらう訓練をします。このように失語症の訓練では、伝える力と理解する力の双方を同時に高めて、言葉とその言葉がもつ意味の結び付きを取り戻していきます。

また、訓練は単語レベルから始めて、「水を飲む」「りんごを食べる」のような助詞が一つの簡単な文、「お母さんがりんごを食べる」のような助詞が二つの文に進みます。また、助詞の役割を学習するために

「りんごをお母さんが食べる」のように言葉を入れ替えても意味が通じる文でもおこないます。さらに「犬が猫を追いかける」「猫が犬を追いかける」「犬が猫に追いかけられる」「猫が犬に追いかけられる」のように助詞や主語と述語の役割を正しく理解する複雑な文に進みます。

❷構音障害の訓練

構音障害の訓練では、確実に正しい発音が出せるように細かく段階を分けておこないます。ここでは「か」が正しく出せない子どもの構音障害を例にみていきます。

「か」の音を作るためには、まずは「ん」の音からアプローチしていきます。ちなみに、みなさんは「ん」の発音に種類があることはご存じでしょうか。「りんご」と「さんま」を言い比べてみると、「りんご」の「ん」は唇を開けた状態で舌の奥のほうが盛り上がって口蓋（口の天井）にくっついているのに対して、「さんま」の「ん」は唇を閉じています。このように、同じ「ん」でも唇や舌の動きの違いから響きに微妙な違いが生じます（「ん」にはほかにも種類がありますが、このあたりは養成校に入ってから学習するので割愛します）。口を大きく開けた状態の「りんご」の「ん」は、「か」の口のなかと同じ形をします。そのため、「か」の訓練では「ん」の音から開始します。

まずは、「先生のまねをして、大きく「あ」の口をしたまま「んー」と言ってみよう」と実演したり、イラストでわかりやすく説明したりしながら「りんご」の「ん」の動きが確実にできるように訓練します。次に、「「んーーーあーーー」と言ってみよう」のように「ん」のあとに「あ」をつけて、ゆっくりと発音を定着させていきます。次第に「んーーあーー」「んーあー」「んがあ」「があ」と間隔を短くしていき、「ん」をつけなくても「が」が出せることを目指していきます。そして、「があ、あが、あがあ」のように前や後ろに別の音をつけて練習し、「がっこう、がらす、がんばる」のように単語の練習に進みます。

「が」が習得できたら、「か」に進みます。まずは「ささやき声で「が」を出してみよう」のように「が」と「か」の声の出し方を練習します。次に、「が」と同様「かあ、あか、あかあ」のように前や後ろに別の音をつけた練習、そして、「かっこう、からす、かんばん」のように単語の練習に進みます。

このように少しずつ段階を調整し、確実に発音できるように訓練をおこないます。

❸言語発達障害の訓練

言語発達障害のリハビリテーションでは、段階的に言葉の発達を促す訓練や障害の特性に合わせた訓練をおこないます。ここでは、発達障害のある子どもの障害特性に合わせた訓練をみていきます。

発達障害のある子どもは、耳から入る情報よりも目から入る情報のほうが理解しやすい特徴があります。その特徴を生かして、「①あいさつ」「②べんきょう」「③おやつ」「④さようなら」のようにイラストを順番に並べてスケジュールを伝えたり、「赤いお椅子は勉強をするところ、黄色いお椅子はおやつを食べるところ」のように場所をわかりやすく区分けしたりと、子どもが目で見て自分でスケジュールや場所を把握できる環境を整えます。

社会のルールを理解するのが苦手だったり、相手の気持ちがわからなかったりする子どもにはソーシャルスキルトレーニングをおこないます。例えば、社会のルールを理解する課題では、「ろうかは走ったらダメ」ではなく「あぶないからゆっくり歩こう」のように「○○だから○○です」としっかり理由をつけて説明します。相手の気持ちを理解する課題では、イラストを使って「A君とB君がトランプで遊んでいたら、A君が急に怒っちゃった。B君はどう思うかな?」とか「A君はなんで怒っちゃったと思う?」のように質問しながら、相手の気持ちを想像する練習をします。

4 聴覚障害の訓練

先天性難聴の子どもや乳幼児期に難聴になった子どもの場合は、早期に発見して、早期に耳に音を届けることが大事になります。そのため、多くの産科では、生まれたばかりの赤ちゃんに難聴があるかどうかを簡易的に判断するスクリーニング検査を実施します。その結果、「難聴の疑いあり」と判断されたら専門病院で精密検査を実施し、より正しい聞こえの数値を調べます。そして、難聴と診断されたら、より早く音を届けるために補聴器や人工内耳の活用を検討します。

補聴器や人工内耳は聞こえを補う医療機器です。補聴器は外部の音を増幅して耳に届ける機器で、イヤホンによって耳から音を聞きます。人工内耳は手術によって内耳に機器を埋め込み、外部の音を電気刺激に変換して音を聞きます。それぞれの機器に聞こえ方や使用方法、適応基準などの特徴がありますので、保護者と相談しながらどちらの機器を活用するか判断します。そして、使用する機器が決まったら、子どもの聞こえに合わせて音を調整して、音を聞く訓練や言葉の発達を促す訓練をおこないます。

音を聞く訓練では、まずは太鼓や鈴、ピアノなどを使って、音の存在に気づくところから始めます。太鼓を鳴らして「いま音は鳴ったかな？」と、鳴ったか鳴っていないかといった音の有無の弁別からスタートして、太鼓と鈴を使って「どっちの楽器が鳴ったかな？」と音色の違い、ピアノを使っての「高い音と低い音どっちの音が鳴ったかな？」と同じ音色での高さの違いなど、細かく段階を踏んで音の違いを学習していきます。言葉を使った訓練では、言語聴覚士が自分の目を指さしながら「めー。同じことをやってごらん」と目の情報と耳の情報の双方から理解を促します。同様に「みみー」「くちー」などと進め、次に指さしをせずに声だけで「めー」とおこないます。そして、口元を隠して「めー」と完全に声だけの課題に進みます。

なお、障害の程度によっては、補聴器や人工内耳を装用しても言葉をうまく聞き取れない場合があり、目からの情報も活用して円滑なコミュニケーションをおこなえるように、手話（手の位置や表情で言葉を表す手段）や読話（口の形から言葉を読み取る手段）などの聞こえ以外のコミュニケーション手段もあわせて指導します。

大人の難聴の場合は、これまでの人生の大半を耳によるコミュニケーションで過ごしてきたので、補聴器や人工内耳などで聞こえを補う方法を主眼に支援を進めていきます。また、患者によって、家族との会話やテレビの音が聞きたいのか、仕事で多方向からの音を聞く必要があるのかなど、ニーズも違いますので、例えば、テレビに字幕をつけたり、電話でなくメールを使ったり、会議ではタブレット端末の音声文字変換アプリを使ったり、大事な話は必ず筆談をおこなったりと、状況に合わせて聞こえ以外の手段も検討します。

ちなみに、みなさんのなかには「聴覚障害のある人はみんな、手話が使える」と思っている人はいませんか？　当たり前ですが、手話も勉強しなければ使えませんので、すべての聴覚障害のある人が手話を使えるわけではありません（以前講師を務めた市民講座では、「難聴になった瞬間に手話スキルが身につく」と信じている人がいました……）。たとえ勉強して覚えても、家族が一緒に覚えてくれなければ家庭で使う機会がありません。そのため、大人の難聴では、必ずしも手話を使うわけではありません。しかし、とても有効なコミュニケーション手段ではありますので、地域の手話サークルや障害者団体の手話講座などを紹介しながらじょうずにコミュニケーションを取れるように支援していくこともあります。

5 摂食・嚥下障害の訓練

摂食・嚥下障害の訓練では、口腔器官の運動や実際に食べ物を食べながらテクニックを身につける訓練をおこないます。

口腔器官の運動には、「嚥下体操」という運動があります。大きく口を開けて「あー」、唇を尖らせて「うー」、唇を横に広げて「いー」のように口を動かしたり、舌を上下左右に動かしたりします。

テクニックを身につける訓練では、咽頭内に食べ物が残ってしまう人に対して、強く息をこらえて飲み込む方法や、同じ物ばかりを食べずに水分や汁物、固形物を交互に食べて咽頭内に食べ物が残らないようにする方法などを練習してもらいます。食べる姿勢もとても大切で、半身麻痺がある人は、正常に動くほうの口や喉をじょうずに使う姿勢を取るなど、より安全に食べ物を食べられるように工夫します。

食べ物には、食べやすいものと食べにくいものがあります。例えば、お餅はネバネバしていて喉に張り付きやすく、噛んでも形を整えにくいため食べにくいものの代表例です。逆に、ゼリーやプリンはツルッとしていて口や喉の滑りがいいため食べやすいものの代表例です。リハビリテーションを始めるときには、食べやすいゼリーやとろみつきのお茶から始め、ミキサーで滑らかにした食事、おかゆ、軟らかいご飯と、段階的に形態を変更していきます。

摂食・嚥下障害のリハビリテーションの目的は、〝食べる喜びを取り戻すこと〟です。摂食・嚥下障害の重度な患者が口からご飯を食べることは、誤嚥性肺炎になるリスクを高めます。栄養を補給するだけならば、胃に直接栄養を入れるほうが安全でしょう。しかし、私たち人間にとって、食事は生活の質（QOL）を高める大事な行為です。患者の豊かな生活を支えるためにもリハビリテーションに取り組んでいきます。

環境支援

言語聴覚士の役割は訓練室のなかだけで終わるものではありません。患者が豊かな生活を営めるよう、ときには訓練室を飛び出して家族や学校、職場などの環境を支援することも大事な仕事です。

❶保護者支援・家族支援

保護者や家族は患者にとっていちばん身近な存在（キーパーソン）なので、障害の特性を理解してもらい、適切にコミュニケーションが取れる方法を指導することはとても大切です。患者は、障害によってできることとできないことが出てきます。失語症の患者に「「あれ」とか「それ」じゃわからないでしょ！　ちゃんと言葉で話して！」とできないことを強いるのではなく、「今日のお昼何にしようか？　メニューを指さして教えて」のようにできる機能をじょうずに使って、適切にコミュニケーションが取れるよう支援していきます。また、家庭はリラックスできる場ですので、会話のたびに「これは「コ」から始まる食器だよ。言える？」のように訓練のようなやりとりをされたのではいらいらして気が休まりません。患者がリラックスして楽しく会話ができるように、訓練の時間と普段の時間はメリハリをつけるよう助言をします。

なお、保護者や家族には、家庭での様子を言語聴覚士に報告する役目を担ってもらうこともあります。訓練室ではしっかりと効果が出ていても、生活のなかでそれが生かされていなければ生活状況の改善とはいえません。患者が生活のなかで何に困っているのか、それを解消するためにはどうしたらいいのかを検討し、訓練に反映させるためにも、保護者や家族に患者の生活状況をフィードバックしてもらうことは大切です。

❷学校や職場への支援

患者が日常生活で安心して過ごせるように、障害の特性に合わせた接し方を学校の先生や職場の上司などに指導することも重要です。

例えば、聴覚障害のある子どもの場合は、席を前のほうに配置してもらったり、なるべく正面から話しかけたりといった聞こえの配慮をお願いします。発達障害のある子どもの場合は、「A君の席はお母さんが作った座布団が敷いてあるところだよ」とか「ランチョンマットを敷いたら給食の時間だよ」など、目で見てわかるような工夫を指導します。また、鬼ごっこやドッジボールなどでパニックにならないように「いまはドッジボールの時間だよ。ボールが当たっても怒らないよ」と写真やイラストを見せながらルールを説明して理解を促すなどの配慮をお願いします。

大人で社会復帰を目指しているのであれば、職場の同僚や上司に対して配慮をお願いします。例えば、聴覚障害のある人の場合にはなるべくメールで連絡を取ったり、会議の資料を事前に紙でもらったりといった、聞こえ以外の情報の活用を提案します。高次脳機能障害のある人の場合には仕事の優先順位をつけて一つひとつ順番に処理できるように工夫してもらったり、感情の波が高まったときには席を外すことを認めてもらったりなどの配慮をお願いします。

❸実用的なコミュニケーションの導入

失語症の訓練でも述べましたが、言語聴覚障害のある人のリハビリテーションの目標は、必ずしも〝すらすら話せるようになること〟ではありません。いまある機能を生かして〝豊かなコミュニケーション〟を実現することです。そのためにも、ほかのコミュニケーション手段の活用を積極的に提案します。

例えば、タクシーの運転手に道順を説明するときに、「駅のロータリーを右に抜けて、二つ目の信号を左に曲がった角にある喫茶店までお願いします」と長い文章をスムーズに言うよりも、駅から目的地までの地図を見せたほうが早いでしょう。また、同様にレストランの注文の際に「日替わりAランチとブレンドコーヒーをください」と言うところも、メニューを指さしながら「これとこれをください」でも事足りるでしょう。

このように、音声にかわるコミュニケーション手段のことを、拡大・代替コミュニケーション(AAC：Augmentative and Alternative Communication)といいます。ほかにも単語帳にあいさつやよく使う言葉をあらかじめ書いておいたり、スマートフォンに家族や料理の写真を入れておいたりと、会話の補助となる道具を自作してコミュニケーションに役立てるよう提案していき、豊かなコミュニケーションを取れるよう支援します。

障害を受け入れる支援

障害を受け入れる過程を「障害受容」といいますが、この過程が何よりも複雑で大変です。ある日突然、話せなくなった、聞こえなくなったといった現実はとても受け入れがたいものです。障害のもとになった病気は治るのか、障害はどの程度残るのか、学校や仕事には復帰できるのかなど、様々な不安が胸に去来し、患者だけでなく家族も心の葛藤を抱えながらリハビリテーションに訪れます。

「障害を受け入れる」と字面だけみると簡単なことのように思いますが、一朝一夕でできることではありません。もしかしたら、生きているかぎりずっと葛藤を抱え続けるかもしれません。それでも、患者が前に進めるように気持ちに寄り添い、心理面もサポートしながら根気強く支援することが大切です。

専門性に裏付けされた知識や技術を駆使して、患者の生活を支えたいという情熱を燃やす。これが言語聴覚士という仕事です。

ぶっちゃけ裏話!?

マンガや小説から障害を学ぼう

障害のことを学ぶ道具はなにも教科書ばかりではありません。マンガや小説、映画などの作品もとても勉強になります。もちろん、専門的なことは教科書をしっかりと読んで理解する必要がありますが、それは養成校に入学してからで十分でしょう。まずは障害とはどういうものか、リハビリテーションとは何かを知る最初の接点としてマンガ、小説、映画などの作品はお薦めです。

作品の一例を挙げますので、ぜひ参考にしてください。

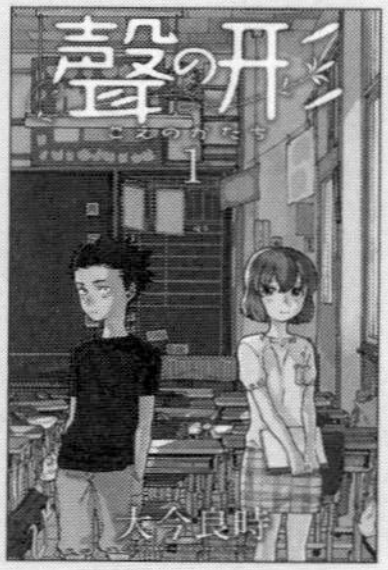

大今良時

聲の形

（講談社コミックスマガジン）、講談社、2013－14年

耳が聞こえる少年・石田将也と耳が聞こえない転校生・西宮硝子が出会い、そして、いじめが始まった。
障害、いじめ、スクールカーストを描いたマンガ作品。アニメーション映画化もされている。

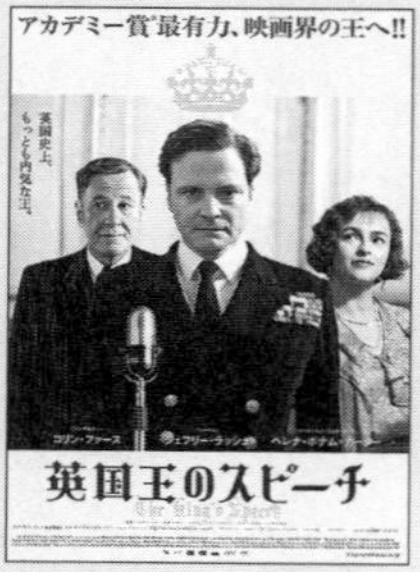

英国王のスピーチ

監督：トム・フーパー、2010年

イギリス王ジョージ6世の史実をもとにしたドラマ映画。
吃音に悩まされたジョージ6世が言語療法士の力を借りて障害を克服するさまを描く。

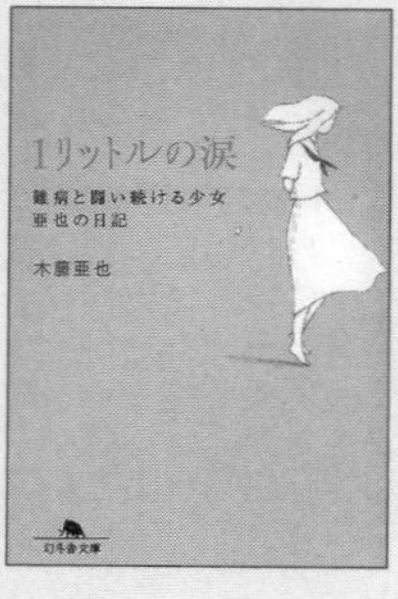

木藤亜也

1リットルの涙
難病と闘い続ける少女亜也の日記

（幻冬舎文庫）、幻冬舎、2005年

「神様、どうして私を選んだの」。15歳で難病を患い、数々の困難が襲いかかるなか、少女が書き続けた日記をもとにしたエッセー。ドラマ化、映画化もされている。

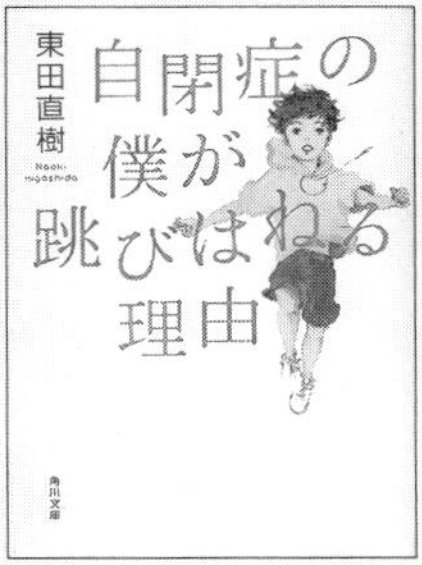

東田直樹

自閉症の僕が跳びはねる理由

（角川文庫）、KADOKAWA、2016年

人との会話が困難で気持ちを伝えることができない自閉症者。そんな心の声を著者が13歳のときに記したエッセー。

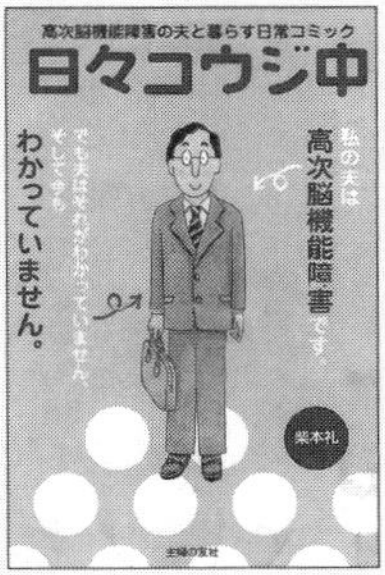

柴本 礼

日々コウジ中

高次脳機能障害の夫と暮らす日常コミック

主婦の友社、2010年

くも膜下出血により、記憶障害、認知症、注意障害など様々な機能不全を抱えることになった夫のリハビリや奮闘を妻が描くマンガ作品。

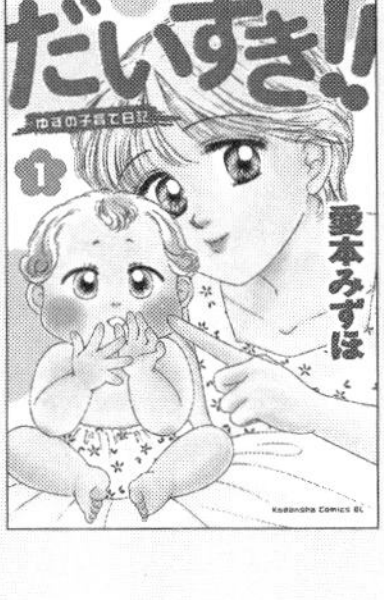

愛本みずほ

だいすき!! ゆずの子育て日記

（BE・LOVE KC)、講談社、2005－12年

軽度の知的障害がある柚子と愛娘・ひまわりの成長物語。夫の死、シングルマザー、母の障害を周囲に知られたくない娘の葛藤など、あまたのトラブルを描くマンガ作品。ドラマ化もされている。

第4章 現役言語聴覚士の仕事風景

本章では医療機関、保健・福祉機関、教育機関などの様々な所属で働く、実務経験五年以下の若手から二十年以上のベテランの先生までたくさんの言語聴覚士にご協力いただき、一日の仕事の様子を掲載しました。また、仕事内容だけでなく、言語聴覚士を目指した理由や患者との思い出のエピソードなど、いずれの先生方も情熱的な文章を仕上げてくださっています（なお、少し専門的な用語が出てきますが、各機関の役割は第1章に、障害の特徴やリハビリテーションの例は第3章に、医療関係団体の活動は第6章にそれぞれ記載していますのであわせて読んでください）。

ぜひ、将来の自分が働く姿をイメージしながら読んでください。

1 人として成長させてくれる仕事——総合病院Kさん

私の職場紹介

私が働いている病院は、外来診療、病気の治療をおこなう急性期病棟、病気が安定し集中的にリハビリテーションをおこなう回復期病棟、長期的に治療を必要とする患者が入院する療養病棟と、役割ごとに複数の病棟があり、一般的な診療から治療、手術、また手術後のケア、そして看取りに至るまで様々な医療サービスを提供しているケアミックス型と呼ばれる病院です。退院後のフォローにも力を入れていて、外来リハビリテーションや訪問看護、訪問リハビリテーション、通所リハビリテーションもおこなっています。そのため、言語聴覚士を含めてリハビリテーションの役割は多岐にわたり、主に回復期病棟で脳血管障害（脳の血管が破れて出血する脳出血や脳の血管が詰まって血流が途絶える脳梗塞など）による言語障害、摂食・嚥下障害、高次脳機能障害を発症した人に対してのリハビリテーションをおこないますが、その他、肺炎や手術後の言語障害、摂食・嚥下障害にも対応します。言語聴覚士の配置人数は十四人とほかの病院に比べて多く、理学療法士や作業療法士を合わせると百人を超えるリハビリテーションスタッフが在籍しています。

病院でのリハビリテーション業務

私の病院での仕事をざっくり説明すると、「言葉を話し理解することが苦手になる失語症」「言葉をうまく発音することが苦手になった構音障害」「食べ物や飲み物を飲み込むことが苦手になった摂食・嚥下障害」など、これらの障害を軽減・改善させ、社会で再度生活できるようにリハビリテーションをすることです。一日に担当する患者の数は七人から九人程度で、一人につき四十分から六十分のリハビリテーションをおこないます。多くの患者は脳血管障害を負った人ですが、なかには肺炎など脳以外の疾患を負って入院した人もいます。当たり前ですが、症状は一人ひとり異なります。特に脳の障害に関しては損傷を受けたのは脳のどの部分か、右の脳か左の脳か、脳の前か後ろかなどによって症状が違ってきます。もちろん何の症状もない人もいます。そのため、リハビリテーションは患者によって内容が異なります。また、病気になった時期によってもやらなければいけないことが違ってきます。少し詳しく述べると、病院でのリハビリテーションは以下のように進んでいきます（表3を参照）。

1 診察検査

まずは診察をおこない、大まかにどんな障害があるかを確認します。みなさんも熱が出て病院を受診したとき、治療の前に症状の聞き取りや血液検査などで詳しく原因を調べるかと思います。言語聴覚士の診察検査もそれと同じです。会話をしたり水を飲んでもらったりといった方法で、「あれ？　言葉が思い出せないから失語症があるかも」とか「ろれつが回ってないから構音障害がありそうだな」とか「水を飲んでむせたから摂食・嚥下障害がありそうだな」とあたりをつけます。「なんだ！　簡単じゃん」って思いますよね？　でも実際には高度な観察眼が要求されます。例えば水を飲んだとき、見た目にはうまく飲めていても実際には水が喉に残って飲みきれていない人もいれば、気管に入ってもむせない人もいます。このような異常を見逃さないためにも、飲み込むと

表3　一日のスケジュール

勤務時間	業務内容
9：00－12：00	**入院・外来患者のリハビリテーション** ・3、4人を対応。
12：00－13：00	**昼休み** ・日によっては摂食・嚥下障害患者の食事場面を評価します。
13：00－17：00	**入院患者のリハビリテーション** ・日によってはカンファレンスや嚥下機能を評価する検査をおこないます。
17：00－	**リハビリテーション記録入力** ・定時以降は次の日の教材や課題の準備、日によって勉強会をおこないます。

きにはどの筋肉がどう動くのか、飲み込むときにかかる時間は何秒なら正常なのかといった知識や経験が必要です。

2 詳細な検査

大まかなあたりをつけたら、その障害ごとに詳細な検査をします。失語症の場合は言葉の検査をします。詳しい説明は省きますが、言葉といっても「話す」「書く」「聞いて理解する」「読んで理解する」の側面があり、失語症は脳の損傷部位によって、思った言葉が言えない（喚語《かんご》困難）、言いたい言葉とは異なる言葉を言ってしまう（錯語《さくご》）、文字を読んで理解することができない、聞いた言葉を理解できない、などいろいろな症状が出ます。検査では言葉のどの側面がどのくらいできないのか、もしくはできるのかを確認していきます。構音障害の場合は、言葉を発する器官である顎・軟口蓋・舌・口唇の動きを見て麻痺や筋力の低下がないか、実際に言葉を発している場面を観察してどの音が言いにくくなっているのかなどを確認します。摂食・嚥下障害は特殊な検査装置を使って食べている最中の喉のなかを見ながら、食べるために必要な口唇や舌、喉がどう動いているか、本来食道に流れていくはずの食べ物が気管に入っていないか、喉のなかに残ったままになっていないかを確認していきます。それぞれの障害ごとにおこなった検査結果をもとに分析をし、障害の原因を考えます。先ほども述べましたが、分析をする際には知識が必要です。人が言葉を理解して話すときには脳のなかでどのような処理がされているのか、言葉を発するときや飲み込むときには神経や筋がどのように動いているのかがわかっていないと、分析ができません。そしてこの分析を誤ると適切な訓練方法が導き出せず、患者の回復の妨げになる恐れがあるため、とても重要なところです。

❸訓練

詳細な検査をして障害の原因がわかったら訓練をおこないます。訓練内容は大きく分けると「検査で判明した原因を直接鍛える方法」と「保たれている機能で代償する方法」の二つがあります。

直接鍛える方法では、摂食・嚥下障害や構音障害の患者には麻痺した口唇や舌などを動くように鍛えて、飲み込みや発音をよくする練習をします。失語症の患者には言葉の理解や表出ができるように文字を読んだり、絵を見て名前を言ったりする練習をします。

代償する方法では、例えば言葉が言えないのであれば絵や写真を活用したりジェスチャーを使ったりと、言葉以外の方法で意思を伝える練習をします。本人だけでなく、身近なコミュニケーションパートナーである家族にコミュニケーション方法を指導することもあります。

病院では、このような流れでリハビリテーションを九時から十七時までおこなっています。十七時以降は、同じ患者に関わっている多職種（医師・看護師・理学療法士・作業療法士・栄養士）とカンファレンスや話し合いを定期的におこなったり、先輩に患者の相談をしたり、勉強会を開いて個人のレベルを上げたりと様々なことをしています。また、休日には外部の研修会に出かけたり、患者・家族会の手伝いに参加したりすることもあります。

言語聴覚士になろうと思った理由

みなさんはどんな理由で本書を手に取りましたか？　私の周りの言語聴覚士にこの仕事を目指した理由を聞くと、「家族が言語聴覚士のお世話になったから」「小学校のときに障害がある友達がいたから」など、総じて「人の役に立ちたい」という思いがありました。しかし私はそうではなく、「将来安定するような仕事がほしい」という理由で言語聴覚士の学校に進学しました。そのため、学生時代は熱意もなくあまり勉強していなかったですし（試験に合格するための勉強はしたけど）、就職するまで正直どんな仕事なのかもあまりよくわかっていなかったので、就職してからは毎日が大変でした。一言で言葉がうまく話せない、食べられないといっても人によって症状は様々です。その人に合ったプログラムを必死に考えるのですが、毎日のように先輩に叱られていました。また、症状ばかりに目を向けていてもいけません。当たり前ですが、病気になったことによる将来の不安から落ち込んでしまい訓練に集中できないなど、精神的に不安定な人もいます。その人のいまの状態に合わせて接し方を変えていく必要があるなかで、患者の気持ちに配慮できずに怒らせてしまうこ

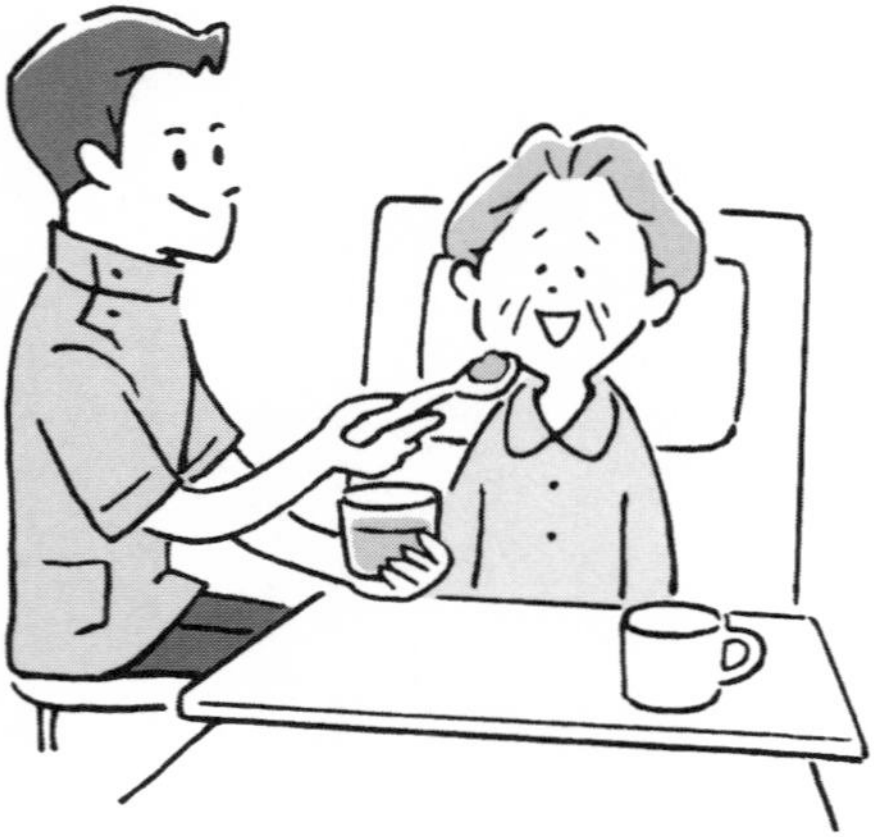

図19　嚥下訓練の例（イラスト：キムラみのる）

ともありました。どんなにがんばっても元通りになって退院する人ばかりではなく、食べられずに退院する人や、うまく言葉が言えないまま退院する人もいます。そんなときは、「私以外の人がリハビリテーションをしたらもっとよくなったのではないか……」とよく落ち込みましたし、この仕事を辞めようと思ったことも何度もありました。しかし、それでも少しずつ勉強をしていくなかで、知識が増えていき、それに比例するかのように担当した患者をよくすることができるようになっていきました。

退院した患者が「また就職できたよ！」や「また口から食べられるようになったことがうれしいです！」と笑顔で報告してくれることもあり、なかには退院から数年たったいまでも手紙で現状を報告してくれる人もいます。そのような笑顔の瞬間に立ち会うたびに「辞めずにがんばってよかったな」と実感します。また、悩みながらも強く生きている患者や家族を間近で見てその思いを聞くことで、多くのことを学び、自分自身の考え方も変わり、人としても成長できたと思います。正直この仕事を選んだ理由は立派なものではありませんが、いまでは自分の技術や知識で一人でも多くの人を「食べられるように」「話せるように」できる、そして人として成長させてくれるこの仕事を選んでよかったと思っています。

2　伝えることの大切さを実感――総合病院Hさん

私の職場紹介

私の職場はとある県の人口が急速に増加している都市にある総合病院です。市の中核的な医療を担っていて、回復期リハビリテーション病棟のほか、急性期内科、緩和ケア、療養など様々な機能の病棟があります。小児科のニーズも高く、数年前から成人だけでなく小児リハビリテーション（主に外来）もおこなうようになりました。リハビリテーション部のスタッフは理学療法士約四十五人、作業療法士約二十五人、言語聴覚士六人と大所帯。二十代から五十代まで幅広い年齢層の男女で急性期課、回復期課、総合内科課を構成しています。ほかに訪問リハビリテーション事業所や通所リハビリテーション（デイケア）、訪問看護ステーションもあり、急性期から回復期、退院後も支援する生活期までカバーしています。

数年前に新築移転したので建物は新しく、言語訓練室も五室あり、遮音や観察に配慮した快適な環境になりました。言語聴覚士は女性五人、男性一人。ベテランから若手まで、理学療法士や作業療法士の大所帯のなかで肩を寄せ合って過ごしています。

私は総合内科課に所属し、入院は療養病棟中心ですが急性期のヘルプもおこない、外来で成人と小児を兼務し、通所リハビリテーションにも平均週一回（午後）行っています。二〇二〇年三月までは月一回訪問看護ステーションにも行っていました。なんでも屋な感じですが、新鮮な毎日です。

一日の業務の流れ

ここでは月曜日と水曜日の流れを紹介します。

月曜日は一週間のうちで唯一、外来がない少しほっとする日ながら、午後は嚥下の検査が控えています。八時四十五分からのリハビリテーション部全体ミーティングのあと、検査準備係として各病棟にティルト車椅子（座るところと背もたれが振り子型に後ろに倒れるタイプの車椅子）を配置しながら回り、検査予定の患者の状態を看護師と確認します。この作業をきちんとおこなっていないと検査がスムーズに流れません。準備が終わると週に一度の言語聴覚士のスタッフミーティング、予定確認や患者分担、業務の課題を議論したりシフトも相談し、合間にミニカンファレンスもおこなったりします。お昼時間はみんな一斉に病棟に上がり、患者の食事評価へ。と、その前に水分補給とお菓子で小腹を落ち着かせてから。週明けで療養病棟の患者がいつもどおりか確認、急性期の患者は食事開始や食事の品数を評価します。自分の食事をすませたら、検査のため放射線室へ。栄養課が準備してくれた食品に造影剤（嚥下の検査で使う薬剤。X線透視下で飲み込むことで嚥下の様子を見ることができる）を混ぜたりとろみ剤（水分にとろみをつける増粘剤）を混ぜたりして準備します。歯科医師、

表4　1週間のスケジュール

	午前	午後
月	・入院診療（2、3人） ・ウイークリースタッフミーティング ・小児会議（月1回） ・小児カンファレンス（月1回）	・嚥下検査 ・カンファレンス ・レポート作成
火	・外来・入院診療（3、4人）	・デイケア出向 ・部門運営会議（月1回）
水	・外来・入院診療（3、4人） ・課スタッフ会議	・外来・入院診療（1、2人） ・部全体会議（月1回） ・小児ソーシャルスキルトレーニンググループ（月1回）
木	・外来・入院診療（3、4人）	・外来・入院診療（2、3人） ・小児ダウン症グループ（月1回）
金	・外来・入院診療（3、4人）	・デイケア出向
土	・外来・入院診療（3、4人）	・入院診療（2、3人）

土曜日は月に1度出勤

歯科衛生士、リハビリテーション科医師が到着し、検査開始。一件目は、外来で食事の際にむせることがあるという主訴で総合内科から検査依頼があった患者。スタスタと歩いてこられましたが、検査してみると確かに水分で誤嚥があり、食べ物でも咽頭残留（飲み込んだあとも食べ物が喉の途中に残る）があり、交互嚥下（水分と食べ物をかわるがわる飲み込むテクニック）が必要でした。加齢による摂食・嚥下障害と考えられました。

検査後は言語訓練室に移動して、動画DVDで説明と指導をおこないます。患者は自分の飲み込みの様子を見て「へーえ」と納得し、とろみ剤の購入を約束して帰りました。再び放射線室に戻ってほかの患者の検査の手伝い、検査終了後は多職種でカンファレンス、動画を再度見直して問題点や対策を話し合います。その後は検査報告書を作成し、病棟に結果と翌日からのリハビリテーション計画を連絡します。第三月曜日は倫理委員会もあるので十七時から会議に参加。研究の申請やアドバンスケアプランニング（Advance Care Planning：人生会議）に基づく同意書の作成、事例の検討（言語聴覚士は摂食・嚥下障害と食事に深く関わることが多いので）などをおこないます。

水曜日は朝から小児のため言語訓練室の準備。マットを敷いて椅子と机の高さを調整して、教材を準備します。この教材に興味を示してくれるかなと内心ヒヤヒヤでも楽しみな作業です。一件目は脳性麻痺のIちゃん。四歳から言語訓練を始めて、現在は六歳。当初は「あー」と声を出すのもようやくだったのですが、現在は途切れ途切れながらも三、四語文でお話ししてくれます。靴を脱ぎながら「ドラえもんのあかいくつした（をはいてきた）」「ドラえもんのえいがをおとうさんおかあさんと三にんでみた」など。いまの課題は舌の先の動きを細かくすることで、駄菓子や綿棒などを使って練習します。その後は五十代の失語症患者Aさんの外来。回復期リハビリテーション病棟を退院後に通っている人で、初めて書いた絵手紙を笑顔で見せてくれました。そして、作業療法士と一緒に発達障害のある子どものグループ訓練の打ち合わせや準備。月に一回、コミュニケーションスキルアップのためにソーシャルスキルトレーニング（社会性を獲得する練習）をおこなっていて、作業療法士の視点にいろいろヒントをもらいます。そしてまた入院患者の食事評価、課内の週一スタッフミーティングのあとに昼休み。同僚たちと臨床やプライベートなど、和気あいあいと話しながらほっと一息。午後は再び小児の外来で、先天性難病のT君の構音練習や脳血管障害で失語症と高次脳機能障害のあるRちゃんの言語、高次脳機能練習と続きます。必ず最後に、お母さんと学校や家庭での様子や課題などを相談します。子どもたちが帰ると、片付けをしながら一日を振り返り、カルテを書いて本日の業務は終了。

言語聴覚士になろうと思った理由

もともとは学校の先生か心理士になりたいと思い、大学は教育学を専攻していました。大学で学んだり家庭教師などアルバイトをしたり教育実習をしたりしているうちに、私は大人数を相手にするのは苦手だな、一人ひとりに深く関わっていきたいなと思うようになりました。また、詩や文学が好きなことも手伝って、言葉に関わることに深く興味を抱いていました。一方、自分自身の言葉やコミュニケーションにも自信がもてないでいました。しかし、在学時代は言語聴覚士の仕事については全く知らず、とりあえず就職しなくてはということで事務の仕事に就きました。就職し、その仕事をずっとやっていくことに疑問を感じ始めていたころ、友人の理学療法士から初めて言語聴覚士のことを聞き、これかもしれないと思ったのがきっかけです。その後働きながら勉強し、言語聴覚士になりました。勉強を始めると、小学校時代に出会った音読だけできないN君や、なぜかコミュニケーションが取りにくいA君、大学時代に教授から紹介されて家庭教師をしていた友達がなかなかできないTちゃんのことなどを思い出し、少しずつ疑問が解けていきました。失語症の人たちともボランティアを通じて知り合いになり、またすばらしい言語聴覚士の先輩方に出会って、言葉や脳の不思議さ、人間がもつ可能性について考えさせられ、言語聴覚士の仕事にますます魅せられていきました。

やりがい

患者が声を出せるようになったときや自分の意思を伝えられたときに、何よりもやりがいを感じます。日々の仕事は本当に地道に根気強くしていかなくてはならないことばかりですが、そんななかでも少しでも声が出たとか、気持ちを話せたということがどんなに人間にとって大切かをあらためて実感します。なりたてのころはたびたび無力感にかられ、看護師や介護士、理学療法士、作業療法士など身体の回復や介護に関わる職種のほうが直接患者の役に立っているとうらやましく感じることが多かったのですが、少しずつ患者のコミュニケーションに役立つことが出てくると、言語聴覚士ならではの醍醐味を感じられるようになりました。

先輩の言葉で忘れられないものがあります。命を助けることも大切だけれども、助かった命に「生きていてよかった」と思えるようにすることが私たちの仕事、いつも自分がしていることが患者にとって最も適切かどうかを考え続けること。やりがいとともに、いつももっていたい心構えです。

思い出のエピソード

今年で二十二年目になり、本当にいろいろな患者に出会って、思い出のエピソードはネガティブなものも含めてたくさんありますが、ここで紹介したいのは、ある筋萎縮性側索硬化症（神経に異常が生じて徐々に筋が動かなくなる原因不明の進行性の難病）の患者のことです。

六十代男性のKさん。私がお会いしたときはすでに両手・両足が動かせない四肢麻痺で、声は口元に耳を近づけてなんとか聞き取れるくらいの大きさで「はい」くらいしか発声できず、どうにかわずかに動く手で文字盤（五十音表を書いたボード）を指さすことができる状態でした。とても穏やかな性格で、大変な状況にもかかわらずニコニコと応対してくださり、友人のお見舞いが絶えない人でした。摂食・嚥下障害も進み、胃ろう（胃に開けた穴から栄養物を注入する栄養方法）を選択していました。この先のコミュニケーション方法について相談するなかで、読書や文章を書くことが好きだったので、パソコンを使用したコミュニケーション機器の紹介と導入を強くお勧めしました。ところがKさんは機器の導入を拒みました。胃ろうを続けることさえ迷っていて、気管切開（気管に穴を開けてそこから呼吸したり、痰を吸引したり人工呼吸器をつないだりする）についても消極的でした。高額な機器を導入してまで生きていたくない、ということだったのです。毎日のようにお見舞いにきていた友人もそのときに同席していて、涙を浮かべながらぜひ導入してほしいとお願いしたのですが、Kさんの意思は固く、そのまま退院しました。残念な気持ちのまま、ずっとKさんはどうしているかな、とときどき思い出しては二年ほどたったある日、手紙が届きました。なんと、その後気管切開をおこない、コミュニケーション機器を導入し、それを使用して手紙を書いたというのです。そして「伝えることをあきらめないでください」と私が書いた退院時の色紙のメッセージを覚えていてくださって、友人の助けを借りて機器を導入したそうです。Kさんはその後機器を使って俳句を作り、それに友人が挿絵を描いて市役所で作品を展示するまでになりました。Kさんらしいユーモアたっぷりの作品です。

私は、そのときには実を結ばなくても、あとで何か役に立つことがあるのだなとしみじみ思いました。繰り返しになりますが、言語聴覚士の仕事は非常に地味で地道なものです。患者も忍耐強さを求められますし、うまくいかないことも多く、いまもしょっちゅう悩んだりつまずいたりします。そんなとき、Kさんのことを思い出して自分を励ましています。

3 友からの言葉を胸に——リハビリテーション病院ーさん

職場紹介

私が勤務するリハビリテーション病院は、医学的リハビリテーション（診断、治療、リハビリテーション療法、義足や車椅子などの福祉用具の製作、ソーシャルワークなど）から社会復帰に至るまで、障害のある人たちに包括的なリハビリテーションを提供しています。リハビリテーションスタッフは成人領域と小児領域に分かれて活動しています。

成人領域では、脳血管障害、脊髄損傷（脊髄が損傷し、手足の麻痺や感覚障害などが生じる）などの様々な疾患のある人の評価・訓練をし、多職種連携しながら家庭復帰や社会復帰を目指した支援をおこないます。そのなかで言語聴覚士は摂食・嚥下障害、構音障害、音声障害、失語症、高次脳機能障害、聴覚障害、吃音症のある人に関わっていきます。基本は後天的な障害に対してアプローチしますが、先天的な障害のある人で後天的な障害も重複した場合は、先天的な部分にもアプローチ

表5　一日のスケジュール

勤務時間	業務内容
8：30－9：00	・病棟の申し送りに参加 ・朝の病棟レクリエーションの実施 ・リハビリテーション科の朝礼に参加
9：00－12：00	・入院・外来リハビリテーション（患者1人あたり20分から60分）
12：00－13：00	**昼休憩** ・嚥下の評価や食事介助をおこなう場合は、休憩時間をずらして取る。
13：00－16：15	・入院・外来リハビリテーション（患者1人あたり20分から60分）
16：15－17：15	・リハビリテーション記録入力 ・報告書作成 ・会議出席など
17：15－	・時間外。勉強会などに参加

することがあります。

小児領域では発達障害、重症心身障害のある子どもに加え、成人領域と同様の疾患のある子どもの評価・訓練をし、多職種連携しながら復学支援などをおこなっています（私は成人領域を担当しているので、大まかな説明になってしまっています）。

一日の勤務状況

勤務時間のほとんどを臨床業務（リハビリテーション）にあてるので、残りの一時間で記録の入力、会議への出席、評価結果のまとめ、報告書の作成などをおこなう必要があります。正直、時間が足りないので、昼休憩を削ったり、朝早めに出勤したり、残業をしたりして業務をこなしています。

この限られた時間のなかで、私が必ず作っている時間があります。それはリハビリテーション実施前に、担当する患者の看護記録とドクターカルテを読むことです。朝の申し送りではつかみきれない情報が書いてあったりするので、時間がなくても必ず目を通すことにしています（内服薬の変更や血液検査などの結果、病棟での看護師とのやりとりなど情報にあふれています）。

言語聴覚士になるまで

❶言語聴覚士になろうと思った理由

私は中学生のころ、料理・手芸・ボランティアを主な活動とする部活に所属していました。そこでの活動が言語聴覚士を目指す原点になりました。部活動の一環で手話の勉強会があり、勉強会最終日、講師の先生から「あなたは手話の才能があるわ」と褒められたことがありました。いま思えば、手話通訳人口を増やすための常套句だったとわかるのですが、当時、おだてられるとすぐ木に登る性格の私には、心の奥深くまでその言葉は響き渡りました。しかしまだこのときは喜んだだけで、特に何も行動を起こしませんでした。

高校に入学すると、もともと苦手だった英語がどんどん私の成績の足をひっぱるようになっていきました。先生に個別指導を願い出て受けていたほどです。それでも成績は下から数えたほうが早かったです。そんな日々で英語に嫌気が差したとき、ふと中学の部活で言われたあの言葉を思い出しました。「あなたは手話の才能がある」。英語の才能はないけれど、手話なら身につけることができるかもしれないと思い、すぐに行動に移しました。地域の手話サークルに足を運びました。そこにはすてきな出会いがたくさん待っていました。手話サークルといっても学生ではなく、社会人のろう者と難聴者と聴者（このサークルでは聞こえない人をろう者、少し聞こえる人を難聴者、正常な人を聴者と表現していました）で構成されているサークルでした。様々な立場の人たちと手話を通じて交流を深めていくなかで「もっと手話を勉強して、たくさんの人と交流し、より多くのことを知りたい！」と思うようになり、手話講習会にも参加するようになりました。ここに運命の出会いがありました。同じクラスの受講生に言語聴覚士を目指す学生がいたのです。この手話講習会は、たまたま様々な業種の人で構成されたクラスになっていました。サラリーマンや難聴児の親御さん、看護師、介護士、介護犬の飼育業の人、盲学校の先生、盲者（目が見えない人）のガイドヘルパー、大学院の教授、そして言語聴覚士を目指す学生、おまけに高校生の私。このメンバーを見た講師が、手話で自分の職業を高校生（私）に説明しようという企画を考えてくださいました。「十三歳のハローワーク」状態でした。言語聴覚士の業務内容は特に輝いてみえました。手話サークルでの経験や中学校の部活動での経験など点と点でバラバラだったものが一気に一本の線につながり、私を導いているように感じました。このとき高校二年生。「絶対、言語聴覚士になってやる！」と将来を決めた年になりました。

2 〝心の支え〟になる言葉との出合い

高校卒業後の進路を決める際、手話講習会の仲間に相談しました。私も言語聴覚士になりたいのだと伝えると、「視野を広げ、本当に言語聴覚士になりたいのか見極めるためにも、大学に進学したほうがいい」という助言をもらいました。私はその助言のとおりに大学に進学し、神経心理学のゼミに所属し、高次脳機能障害についても研究している教授のもとで学びました。その教授の紹介で、発達障害のある子どもの学習指導教室の手伝いをしながら、臨床心理士や言語聴覚士の関わりについて学びました。大学のサークルはボランティアサークルを三つ掛け持ちしました。一つは手話を勉強するサークル、もう一つは障害のある学生とともに情報保障制度の確立を大学に訴える活動をしているサークル、最後の一つが障害のある子どもたちや児童養護施設で過ごす子どもたちと交流するサークルでした。ここでの活動、そして何よりもここで出会った人たちとの交流が、私の言語聴覚士への思いを確固たるものにしました。各サークルに、自身が言語聴覚士のリハビリテーションやハビリテーション（「機能低下の回復を支援」ではなく「生まれつきある障害特性に沿った支援」という考えのもと使われる言葉）を受けたことがあるというメンバーがいました。そのメンバーたちに将来の夢を語ったところ、「あなたなら絶対にいい言語聴覚士になれるよ！　応援しているよ！」と励まされました。この言葉が、言語聴覚士として働いているいまも私の心の支えになっています。

❸専門学校時代

大学を卒業後、二年制の言語聴覚士養成校に入学しました。試練の連続でした。ここまでの自分の経験に自信満々だった私の気持ちをぐしゃぐしゃにした事件がありました。入学当初から「将来はろう重複障害児に関わりたい」と思っていた私はある日、聴覚障害児教育学のゲストの大御所講師に話を聞きに駆け寄りました。そして、「私、将来は聴覚障害児に関わる仕事がしたいのですが……」と言った瞬間に、「あなたのように視野が狭い人は言語聴覚士には向かないわ」と言われました。また、私の進路希望に配慮して養成校が行かせてくれた耳鼻科系の実習先では「耳鼻科系にいきたいからこそ、実習はそれ以外の領域で学ぶべきだった」と言われました。心が折れそうになりましたが、そんなときはいつも友人がかけてくれた「絶対にいい言語聴覚士になれるよ！」という言葉を思い出し、自身を奮い立たせてなんとか卒業しました。

4 新人のころ

卒業してすぐの就職先が現在の職場ですが、入職説明会では小児領域に配属になる可能性をにおわせながらも、実際に就職すると、配属されたのは成人領域でした。学生時代いちばん苦手としていた摂食・嚥下障害、高次脳機能障害、失語症領域——脳血管障害患者のリハビリテーションから退院・在宅復帰・復職を支援するのがメイン業務です。頭が真っ白になりました。自分は小児領域配属になり、発達障害や重複障害、聴覚障害児を担当するのだと信じて疑わなかったからです。就職後は大変でした。なにせ興味をもって勉強してきたことも実習先で学んだこともほとんど歯が立たない領域で、いきなり専門職として働かなくてはならないのですから。一人暮らしも初めて、社会人として働くのも初めて。様々な初めてになんとか慣れようとしながら通勤していた最中、成人領域の言語聴覚士の先輩が帰り道、他科の先輩の「今年入職した新人はどう？」という質問に対し、「一人さ〜実習で失語症の検査さえとったことがない子がいて〜」と私のことを話そうとしているところに出くわしてしまいました。近くにいたもう一人の先輩が私の存在に気づき、すぐに口を閉ざすように促したため、先輩の愚痴はそこでストップしましたが、思わず泣きそうになってしまいました。辞めようか悩みました。そこでも友人の「絶対にいい言語聴覚士になれるよ！」を信じて、がんばって続ける道を選びました。先輩が発した一言が悔しくて悔しくて、そこからはがむしゃらに勉強しました。すると就職して一年たったころには、先輩のフォローを受けながらであれば、なんとか患者を退院まで支援できるレベルになりました。

❺経験が気づかせてくれたこと

その後も失敗に失敗を重ね、三年たったころには独り立ちといってもいいかなというレベルになりました。そのなか、お子さんにも障害があるという人を何人か担当することがありました。その人たちの支援をしながら、リハビリテーション・在宅・復職支援とは、その患者だけでなく、その人を取り巻く環境ごと家族単位で支援を考えなくてはならないのだとわかりました。そうした人々の家族支援を通して、「ああ、私は結局やりたいことができているのだ」と理解しました。ずっと、障害のある子の支援がしたい、直接的な支援がしたいと思ってきたのですが、その子を育てるのは支援者ではなく、最終的には保護者であり、その保護者を支援するということは結果として私が関わりたいと思っていた子どもたちを支援することになるのだと思えました。それに気づいてから、仕事により一層のやりがいを見いだすことができるようになりました。どのように声をかけ、患者や家族の本音を引き出すか、そして退院後の生活がどうなればこの人の生活はより豊かなものになるのか、検査の評価結果とあわせてリハビリテーションプログラムを立て、関わっていく。ときには退院後も外来で何年も関わり続ける。その人とその家族の人生の過渡期に関わることの責任感はものすごい重圧ではあるものの、やりがいにはつながっています。

いま、言語聴覚士として九年目。私自身の生活にも大きな変化があり、子どもを病院併設の託児所に預けながらの時短出勤での勤務ですが、日々やりがいは感じています。自分が言語聴覚士に向いているのか向いていないのか、いい言語聴覚士になれているのかいないのかは定かではなく、それを決めるのは患者とその家族だと思っていますが、この仕事に携われてよかったと思える日々を送っています。学生のときに浮かべた様々な疑問に対する答えを、いまは自分なりに出せるようになりました。

4 寄り添うことから始めよう――総合病院Ｉさん

私の職場紹介

私は、小児を対象とした総合病院で働いています。曜日によって外来診療をしている診療科が異なるため、私たち言語聴覚士の業務も曜日によって異なります。対象は口唇口蓋裂、聴覚障害、構音障害を中心に、言語発達障害、吃音症、音声障害、摂食・嚥下障害など小児全般です。

形成外科の外来診療日には口唇口蓋裂を中心に〇歳児から高校生までの発達や構音、鼻咽腔閉鎖機能（鼻腔と口腔を閉じる機能）などの評価をおこないます。評価の精度を高めるため、複数の言語聴覚士が毎回交代で関わります。経過をみていくなかで訓練が必要と判断された場合は、住んでいる地域の施設か当院かで訓練の開始を検討します。

表6　一日のスケジュール

勤務時間	業務内容
9：00	・育児のため、通常よりも30分遅い出勤時間にしています。
9：00－12：00	**リハビリテーション業務** ・個別の言語評価や訓練、聴力検査などをおこないます。
12：00－13：00	**休憩** ・業務を交代しながら、スタッフが順番に休憩を取ることもあります。
13：00－16：00	**リハビリテーション業務** ・個別の言語評価や訓練、聴力検査などをおこないます。
16：00－17：00	・月に数回、関連する診療科とのカンファレンスや外部施設との情報交換会などがあります。
17：00－17：30	・科内ミーティングで、その日の新患についての報告や患者についての相談、翌日の予定の確認などをおこないます。

耳鼻咽喉科の外来診療日には聴力検査を中心におこないます。〇歳から二十歳くらいまで、一日に多くて三十人ほどの検査をします。聴覚障害にほかの障害を併せ有する患者も多くいるため、その子の発達段階に合わせて、どの聴力検査をすればその子がもてる力を十分に発揮でき、聴覚の程度を測れるかを考えて、最適な検査法を選んでおこないます。小児対象の病院なので、学校の長期休みの時期は大変混み合います。

そのほか、新生児科や脳神経外科、歯科など多くの科から評価・訓練依頼がきます。当院で訓練を開始する場合は、一人の患者に対して担当の言語聴覚士を決めて週一回程度の頻度で継続して関わります。一日に多くて七人程度の訓練を担当します。

また、院内外の関係者とのカンファレンスや病院組織としての委員会などの会議、入院患者を主な対象とした院内行事の手伝いや防災訓練などへの参加と、言語聴覚士としての臨床業務のほかにもたくさんの仕事があります。これらの仕事を通じて、普段接する機会が少ない職種のスタッフとも交流がもて、いざというときの味方を作ることができます。

子育てとの両立

前述のように多くの業務に追われ、独身のころはほぼ毎日残業していました。しかし、子育てとの両立が始まると、そうはいきません。残業できなくなった分、効率よく仕事をこなせるようになりました。子どもはいつ具合が悪くなるかわかりません。突然呼び出されたり、仕事を休まざるをえなくなったりすることは多々あります。当院は子育てをしながら働く職員が多く、職場の理解があってこそ両立できています。また、通勤中の車のなかで気持ちを切り替えることで、職場の悩みは家には持ち帰らず、家の心配事は職場には持ち込まないようにしています。仕事と子育ての両立は気力も体力も使いますが、いい気分転換にもなります。

実際に子どもを育てていることで実感できることも多々あります。発達の各段階など教科書で得た知識も、子どもの様子を目の当たりにすることで理解が深まります。親としての感情にも共感できるようになります。専門家からの一方的な助言ではなく、生活場面を想定した助言、親の気持ちを考えた助言、子どもに響く接し方などは、子育ての苦労を経験しているからこそ身についたものといえるでしょう。

職場の外での活動

言語聴覚士として職場で患者相手に臨床業務をすることと同時に、対外活動も大切です。都道府県言語聴覚士会（第6章を参照）の活動では地域の実情を把握し、近隣で働く言語聴覚士との連携を深めることができます。行政などを交えておこなわれる専門家会議では、言語聴覚士としての立場から意見を言うことで、医師や行政だけでは得られない視点を加えることができ、言語聴覚士の認知度を高めることもできます。小学校や特別支援学校などほかの施設を訪問し、専門家としての評価や助言をおこなったり、講演会をおこなったりもします。言語聴覚士が世の中に広く知られ利用してもらえるようになるためには、外に出て活動することが必要です。これらの活動はめぐりめぐって患者のためにもなるのです。

自分のスキルアップも忘れてはいけません。言語聴覚学会（第6章を参照）や都道府県言語聴覚士会の研修会をはじめ、関連する学会や研修会、講演会に積極的に参加し、最新の知見を集めるようにしています。日本言語聴覚士協会が認定する「認定言語聴覚士」は、より高度な知識や技術をもつ言語聴覚士に与えられる専門領域別の資格で、臨床経験五年以上の言語聴覚士に受講資格が与えられ、講座の履修や試験を経て資格が取得できます。自分が専門にしている領域をかなり詳しく学ぶことができ、養成校時代とは違った刺激を得られます。言語聴覚療法は日進月歩で発展している領域です。養成校時代の知識や技術ではすぐに追いつかなくなってしまいます。これらは休日を返上しての活動になりますが、新しい知見を得ることは楽しく、また旧友と再会するチャンスでもあり、公私ともにパワーをもらって帰ることができます。

臨床エピソード

❶心と心がつながる瞬間

私たち言語聴覚士が対象とするのは、伝えたいことが伝わらないもどかしさを抱えた人たちです。小児を対象としている現場でも、自分の気持ちが伝わらない経験をたくさんしている子どもたちに出会います。そんな子どもたちの「心」に少しでも近づきたいという一心で、私はあらゆる手段を使って気持ちをくみ取ろうとします。子どもたちのつたない発話を言語聴覚士として鍛えた耳で聴き取ってあげることはもちろん、ジェスチャーや手話、指文字（ひらがな一つひとつを指の動きに対応させたもの）、キュードスピーチ（口の形で母音を表し、指の形や位置で子音を表して一音一音伝える手段）、表情、視線、そのほか使えるものはすべて使ってくみ取ろうとします。もちろんすべてをわかってあげられないこともありますが、私がその子の世界に歩み寄っていこうとしていることが伝わると、子どもたちは安心したような、うれしそうな表情を浮かべ、心を許してくれます。そんな「心と心がつながる瞬間」が私は大好きです。信頼関係が築けると、その後の検査や訓練にもスムーズにつなげられます。その子がより多くの人と伝え合えるように、問題点を整理し、伸びるポイントを探し、目標に向かって進んでいくお手伝いをします。

カキクケコが苦手でずっと言えなかったAちゃん。構音訓練を始めて初回でいい音が出せたとき、後ろで聞いていた家族は「この子のカキクケコ、初めて聞きました！　家で何度教えても言えなかったのに」と驚いていました。言葉の発達が遅くて「ほかの子は話せるのに、なんでうちの子はしゃべれないんでしょうか」と、心配が尽きなかったB君の家族。地域で療育を受けながら家庭での接し方のアドバイスを続けていくと、その訴えは「ようやくいくつか話せるようになりました」から「最近ずっとしゃべっています。もう少し黙ってて、と思うくらい」とうれしくも新たな悩みへと変化していきました。

言えなかった音が言えるようになったときの喜びや、家族を含め周囲の人とのコミュニケーションがスムーズになっていく様子を間近で見られることも、やりがいを感じる瞬間です。大多数の人の「標準」の状態に無理やり近づけさせる訓練をするのではなく、子どもたちに寄り添うことから始め、心を伝え合う手段を獲得していくお手伝いができるよう日々心がけています。

2家族への支援

小児の領域では、対象になっている子ども本人だけでなく、家族への支援も大切です。特に口唇口蓋裂のように奇形をもって生まれたり、新生児聴覚スクリーニングで生まれてすぐに聴覚障害の可能性を指摘されたりした保護者は、生まれてきてくれたわが子に対する愛着が十分形成される前に、将来に対する不安で押しつぶされそうになります。そんな家族の心に寄り添いながら、わが子が「かわいい」と心の底から思えて育児に前向きになれるよう、説明の仕方や態度には細心の注意を払います。

かつては子どもの言葉の発達が遅いことに悩み、就学先についての見解の違いから医師に対して

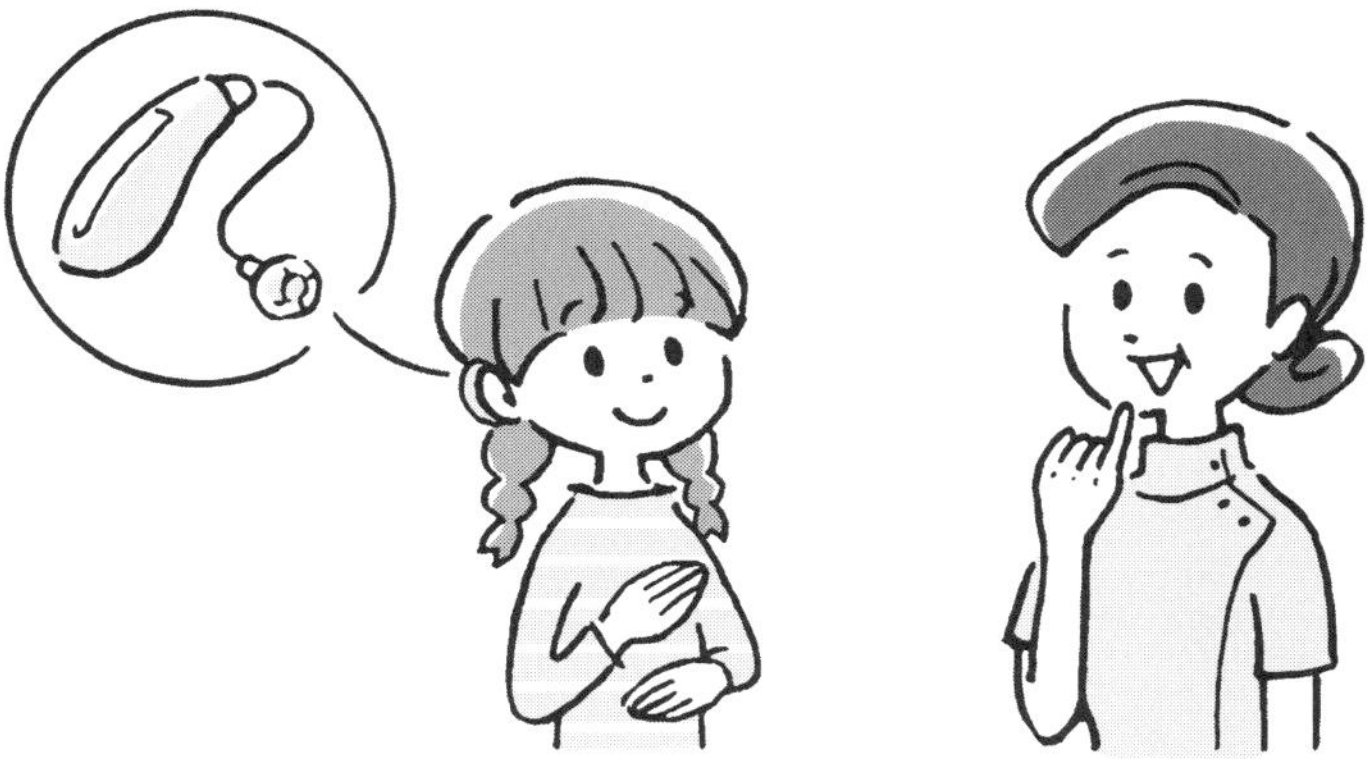

図20　手話と補聴器（イラスト：キムラみのる）

けんか腰になったこともあるC君のお母さん。じっくり話を聞き長年関わっていくなかで、私が産休に入ることを知ると、「先生、育児について悩みが出たら、私に相談してね。「子どもなんてそんなもんよ」って話を聞いてあげるから」と笑顔で私を励ましてくれました。

これからの私

言語聴覚士になったらゴール、ではありません。まだまだやりたいことはあります。まずは学会復帰。わが子が小さいと、泊まりがけで行く地方の学会への参加や発表は難しいのが現状です。「自分たちでやるから行ってきていいよ」というくらいの年齢になったら、全国各地でおこなわれる学会に観光つきで参加したいです。

それから手話の勉強。手話や指文字、キュードスピーチは聴覚障害児者と話がしたい一心で、これまで本やテレビなどで学んできました。でもまだへたで、患者に「違うよー」と直されたり教えてもらったりすることもあります。年を取ると新しいことを覚えるのは大変ですが、これからも自分自身の「手話言語力」を高めていきたいです。

そしてもっと先の将来は、後輩言語聴覚士の育成か、通いやすい言語訓練施設の設立か、先はわかりませんが、自分を高めることを怠らずに前に進んでいきたいと思います。

5 患者のため、そして家族のために——急性期病院&福祉施設Tさん

はじめに

私は言語聴覚士になって五年目です。一、二年目は急性期病院に勤めていて、主に脳血管障害で失語症や高次脳機能障害、摂食・嚥下障害のある人に介入していました。三年目に転職して福祉関係の施設で相談業務をしています。そこでは、主に聴覚障害のある人の補聴器に関する相談の対応をしています。

急性期病院の職場環境やスケジュール

病院の役割としては、急性期病院でしたが地方にあったためか転院先が見つからず、回復期を担っている部分もありました。その病院には言語聴覚士が三人在籍していました。

言語聴覚士の特徴としては、十二時に昼休憩が取れないことです。十二時からは昼食を利用して

表7　一日のスケジュール

勤務時間	業務内容
7：30	**カルテチェック** ・その日に評価と練習をする患者のカルテを確認
8：30－	**始業** ・朝のミーティング ・訓練室・検査室の清掃 ・言語聴覚士だけのミーティング
9：30－12：00	**リハビリテーション** ・主に新規の入院患者の言語機能や高次脳機能障害の評価と練習 ・嚥下機能の評価と練習など
12：00－13：00	**嚥下機能の評価と練習** ・午前中に評価した患者や食事形態を向上させた患者などの昼食を用いた嚥下機能の評価と練習
13：00－14：00	**昼休憩** ・カルテ入力やその他の雑務（昼食）
14：00－17：00	**リハビリテーション** ・入院患者や外来患者の言語機能や高次脳機能障害の評価と練習 ・嚥下機能の評価と練習など
17：00－	**片付け、清掃** ・評価や練習などのリハビリテーション業務は終了となり、使用した物品などを片付ける
17：30	**終業** ・終業のあいさつ
17：30－19：30	**残業** ・カルテ記入 ・翌日以降のリハビリテーションの準備 ・勉強会資料の作成など

嚥下機能の評価や練習の時間になります。そのため、多くの患者に介入したい場合は看護師をはじめとするほかの職種の協力が必要不可欠になります。介入後は十三時を超えていることもしばしばあるので、そこから昼休憩を取っていました。

昼食以外のことでは八時三十分から十七時三十分までが業務時間となり、それ以外の時間は残業になります。業務は平均して十九時三十分にカルテ入力や雑務が終わります。介入する患者が多いときや新規の患者が数人いる日などはカルテ入力に時間がかかり、二十一時ごろまで残業をしていることもありました。

一日のスケジュールとは関係ないのですが、休みを取りづらい環境でした。言語聴覚士はほかの職種と比べて配置人数が少ないため、一人が休むとほかの人にしわ寄せがきていました。また、そもそも病院が決めた有給休暇が少なく、夏休みもありませんでした（いまの職場は休みが十分に取れるようになりました!）。

月一回のほかの事業所への出張では、近隣にある系列病院のクリニックに行きました。主に〇歳から十八歳の発達障害や知的障害に関するリハビリテーションを実施しています。ときには小児の摂食・嚥下障害、生活期の脳血管障害の後遺症に介入しました。そこでは経験豊富な言語聴覚士が多く在籍していたので、様々なことを教えてもらうことができました。

ほかにもクリニックでは月一回、児童のケースカンファレンスをおこなっていました。参加者は対象児童の医師、理学療法士、作業療法士、言語聴覚士だけでなく、学校の先生や放課後デイサービスの職員など多くの職種の人が集まり、児童がどのようなことで困っているのか情報を共有し、

表8　定期的にある予定

頻度	名称	内容
週1回	カンファレンス	患者の情報を共有し、問題解決や適切なサービスへつなぐ。週1回の実施だが、主治医ごとに開催日は異なる。 参加：医師、看護師、理学療法士、作業療法士、言語聴覚士、ソーシャルワーカーなど
週1回	栄養サポートチームのカンファレンス	患者の適切な栄養管理について検討する（必要な栄養量が足りているか、薬剤が嚥下できないためほかの薬剤に変えられないかなど）。 参加：医師、看護師、管理栄養士、歯科衛生士、薬剤師、理学療法士、作業療法士、言語聴覚士など
不定期	報告会	学会などに参加して得た知識を情報共有する。 参加：理学療法士、作業療法士、言語聴覚士など（リハビリテーション科所属のスタッフの参加が多い）
月1回	ほかの事業所に出張	近くにあるほかのクリニックでリハビリテーションを実施。 対象：主に生活期の小児から成人
2カ月に1回	言語聴覚士の勉強会	勉強会を実施し、知識や他施設への理解を深める。勉強会終了後は患者の情報共有などを実施。 参加：言語聴覚士（系列病院の他事業所や近隣の病院・介護老人保健施設など）

似たような児童で成功した例や対応方法の検討などを話し合いました。また、関係職種と顔を合わせることで「顔の見える関係」を作ることができ、その後の連携がしやすくなるとてもいい環境だと感じました。

言語聴覚士を目指した理由

私は聴覚障害領域に興味があり、言語聴覚士を志しました。なぜ聴覚障害領域に興味があったかというと、兄が突発性難聴になり人工内耳を装用したからです。人工内耳は、高度難聴児者に対して手術で内耳に電極を埋め込み、直接神経を刺激して音を聞く医療機器です。手術をしたから聞こえるようになるわけではなく、手術後にマッピングという人工内耳の音の調整をして快適に装用できるようにします。人工内耳のマッピングのときに言語聴覚士という職業を知りました。

言語聴覚学科がある大学を受験して入学したころは、聴覚障害に関われる職場に就職したいという気持ちが膨らんでいました。しかし、入学後ボランティアなどの経験を積むにつれて、言語聴覚士になるなら成人や小児、失語症、高次脳機能障害、摂食・嚥下障害などの多領域のリハビリテーションができるようになりたいという気持ちに変わっていきました。先生に相談したところ、「広い領域に関わりたいなら地方に行くといい。地方に行くと病院が少ないからいろいろなことを経験できる」と助言をいただきました。実習で地方の系列病院があるクリニックに行き、様々な領域の疾患に関われたので、就職はここにしようと決めました。就職後の展望としては異動をしながら様々な障害のリハビリテーションを実施していき、最終的には聴覚障害を専門に関われる職場へと考えていました。

就職して二年目の秋ごろに、大学の先生から聴覚障害を専門に仕事ができる職場に空きが出たと連絡がきました。先生は私が聴覚障害領域に興味があることを覚えていたのです。その紹介された職場の面接を受けて現在の職場に就職しました。

現在の職場の仕事内容

私は現在、福祉施設に勤務していて、主に聴覚障害のある人の聴覚検査やコミュニケーション指導、相談をおこなっています。

補聴器の相談では聴覚検査で聞こえの程度を調べ、聞こえに合わせた補聴器を選び、補聴器の音の調整（フィッティング）をして、使い方の練習をしています。日常生活で使いやすい補聴器になるように、耳鼻科の医師や補聴器業者と連携しています。相談にくるのは生活上で聞こえず困っている人が多いのですが、なかには本人が難聴を自覚しておらず家族が困っている場合もあります。本人は無自覚なので「補聴器はいらない」と抵抗があるようですが、補聴器をフィッティングして試聴してみると「音が聞こえる」と感動し、補聴器の使用を前向きに検討する人もいます。ただ、補聴器をつけても「音としては聞こえるが言葉がわからない」と訴える人もいます。そのときには「補聴器は音を増幅する機械であり、言葉をはっきりさせることはできません。補聴器を装用することで脳が聞こえる状態に慣れてくるので使ってみましょう」と話します。あわせて本人や家族に対してゆっくり、はっきりと話すことや静かな環境で話しかけるといった配慮も必要なことを伝えます。補聴器を装用すれば相手が話していることすべてが聞こえると思う人がいるかもしれません。しかし、補聴器の装用や筆談、手話など様々な方法を合わせることで、相手とのコミュニケーションが円滑にできるようになります。

コミュニケーション指導としては、読話《どくわ》のグループ学習を実施しています。読話とは、口の動きから何と言っているのかを読み取る方法のことです。情報の取得は読話や補聴器、筆談など、様々なコミュニケーション手段を合わせることで促進されます。読話の練習を希望する人たちを集めて、グループで練習をしています。練習中は声を出さず、口の動きから相手が何の単語を言っているのかを読み取りますが、けっこう難しいものです。例えば「すいか」の読み取りですが、「くじら」や「くつした」と間違えることがあります。このように口の動きがすごく似ていて読み取りが難しい場合には、「三文字」「「す」から始まる」「夏の野菜」「塩をかけて食べるとおいしい」など文字数やカテゴリーなどのヒントを出して推測しながら読み取ります。グループ学習をすることで様々な人の口の動きを読み取り、同じ言葉でもその人のクセがあることを知ったり、普段から口の動きに注意を向けながら話を聞くことができたりと、日常生活で活用できるように練習をしています。

業務として最近では、ほかの職種がおこなっている義足や車椅子などの福祉用具の相談業務にも参加しています。福祉用具の専門知識はないに等しいので写真や記録などを取っていますが、様々な福祉用具があるので日々勉強が必要だなと感じます。先日は右大腿義足の製作希望者が相談にこられ、製作から完成まで一連の流れを見学しました。言語聴覚士の仕事でここまで義足などの福祉用具に関わる機会はないと思います。福祉用具の相談業務では義肢装具士とも関わることが多くあり、義足の部品一つひとつの役割や足の角度で歩き方が変わることなどについても教えてくれるのでとても勉強になります。

最後に

言語聴覚士になって五年目になり、様々な経験をしました。言語聴覚士としての経験はもちろんのこと、言語聴覚障害領域以外の関わりから学ぶことの大切さも日々感じます。

これから養成校への入学を考えている人は、様々な経験をしておくと実習のときや仕事で生かせるので、ボランティアやアルバイト、友人との遊びなどいろいろなことをしてください。経験しているときは気づけなくても、将来何かに役立てることができます。ボランティアで具体的な障害像をつかむことができたり、大学で友人と遊んだことについて臨床で話せたりなど、様々なことにつながっていきます。社会人になってから「あのときに経験しておけばよかった」と思うことがありますので、何事も経験できるうちに挑戦してください。

6　思い出の一ページに関わることができる喜び——訪問リハビリテーション事業所Mさん

まずは自己紹介

訪問言語聴覚士のMです。言語聴覚士歴は、新人とベテランの間です。私は高校を卒業して三年制の専門学校に入り、リハビリテーション専門の病院で新人デビューしました。その後は養成校の先生、ことばの教室の先生、急性期病院などを経験して、いまに至ります。

大学と専門学校のどちらに進学するか悩みましたが、「一年分学費が安い」ことと、「キャンパスライフ」というキラキラした響きにとても憧れがあったものの、大学に行っても遊んでしまいそう……四年間しっかり勉強する自信がない……ということを理由に、専門学校を選択しました。

ここで私がみなさんに伝えたいことは「言語聴覚士ってとてもすてきな仕事だよ」ということ。もちろん、好き・嫌い、向き・不向きはあると思うので「誰しもが好きになれる仕事」ではないかもしれません。毎日朝から夜まで笑っていられるわけでもなく、もしかしたら大変なことのほうが多いかもしれません。でも私は言語聴覚士になってから、これ以外の職業に就きたいと思ったことはありません。そして、言語聴覚士になってからの自分の人生が少し好きになりました。

表9　ある一日のスケジュール

勤務時間	業務内容
8：30	業務開始
9：00	リハビリテーション1件目
10：00	リハビリテーション2件目
11：00	リハビリテーション3件目
12：00	リハビリテーション4件目
13：15	昼休み
14：30	リハビリテーション5件目
15：50	リハビリテーション6件目
16：45	クリニックに戻って業務 ・書類業務 ・ほかのスタッフと情報共有 ・ケアマネージャーに連絡 ・翌日の準備
17：30	委員会、カンファレンス
18：00	業務終了 ・このあとに勉強会や、近隣の関連職種の人と会議をすることもあります

リハビリテーションの前後には20分ほどの移動時間が入ります

私の職場紹介

とある県の中心地から少し離れたところで、訪問リハビリテーション業務に携わっています。みなさんがイメージするリハビリテーションは、入院中や通院で受けるものでしょうか。しかし、患者の自宅を訪問して、自宅でリハビリテーションをするのがいまの私の仕事です。

同じフロアで訪問医師、訪問看護師、管理栄養士、リハビリテーションスタッフ、事務員と三十五人のスタッフが働いています。日頃は業務用のスマートフォンで患者についての情報共有をしています。リハビリテーションのときにしか見られない患者の顔（！）というのも動画撮影して送れば、患者の新たな一面をみんなが知ることができて、別の日の訪問で話題にしたり、療養生活を支えるヒントになることもあります。

いまの職場では言語聴覚士は私一人。毎日バタバタとしていますが、協力的な仲間に囲まれて楽しく働いています。

一日五、六件くらい患者の自宅を訪問します。お昼ご飯は職場で食べることもあれば、コンビニエンスストアで買って車のなかで食べることも。車で移動しているので、夏は暑くて車内に手持ち扇風機を、冬は小さな毛布を持ち込んだり。あとは気軽に行けるトイレの場所を確認するなど、患者とのリハビリテーション以外にもいろいろと考えることがあります。

言語聴覚士になろうと思った理由

昔から人の役に立てたらいいなぁと漠然とは思っていましたが、「ズバリこの仕事に就きたい！」というものがなく、卒業アルバムには「かっこいい人になる！」と書いていた自分がいたようです……。

高校生のときに、「職業を語る会」という、卒業した先輩から仕事についての話を聞く機会がありました。そこで作業療法士になった先輩の話を聞き、「私も作業療法士になりたい！」と、その日から私は作業療法士になることにしました。その後本屋に行き、『職業まるごとブック』のような本を立ち読みしているとき、たまたま作業療法士の次のページをめくって言語聴覚士を知ったのです。これが言語聴覚士との初めての出合いでした。何が自分に響いたのか……あまり記憶にはありませんが、急な方向転換！　あっという間に学校を選び、仕事に就き、気づけば後輩もたくさんできました。人生には何があるかわかりません。

しかし、「ビビビ！」という感じで仕事を決めて学校に入ったので、「解剖学」「音響学」「言語学」……という難しい名前が並ぶ授業に早々に挫折。担任の先生に「学校辞めたいです」と相談しにいったことがあったのは、いまではいい思い出です（のちに、周りの友達も同じようにつらい思いをしているということがわかり、救われました）。

思い出のエピソード

病院で働いていたときは、「退院」という患者とのお別れがありました。いまのお別れは、後遺症が改善して「リハビリテーションを卒業」ということもありますが、多くは、亡くなってのお別れです。ここで患者とのエピソードを二つ紹介します。

❶Aさんとの思い出――大切な人へ

Aさんは神経難病とわかってから七年、徐々に病状が進行していまではほとんどベッドの上で過ごしています。夫婦で四十年飲食店を経営していましたが、いまは店を夫人と付き合いが長いパートタイマーに任せています。「お母さん（夫人のこと）はいつも俺に厳しいの」「お母さんは俺の気持ちなんかわかってくれない」と普段は夫人への愚痴ばかり。夫人は「これ、看護師さんやってくれないかな」「これも私がやるの？　大変ね……」と介護してあげたい気持ちはある一方、いつもたくさんの不安と闘っていました。でも、Aさんが普段過ごす部屋には夫人との写真がたくさん飾ってあります。本当は仲がいい二人なのに、お互いに素直にいろいろと話ができないこともあるのだなぁと私は思っていました。

夫人の誕生日がもうすぐだ、ということがわかった日がありました。私はそこで「奥さまにビデオメッセージを撮りませんか？」とAさんに提案したところ、返事は「……なーんでもいいや」とのこと。Aさんのこの言葉は「いいよ」と言うのが恥ずかしいときの返事です。私はそれからせっせと用意をし、せっかくやるなら手紙も書こう！と便箋の準備もしていきました。

ビデオメッセージ撮影の当日。「では撮りますよ！　どうぞ！」と私が合図を送ると、原稿も読まずにAさんは夫人への思いを語ります。「お母さん。いつも面倒見てくれてありがとうございます。大事な大事なお母さんです。お母さんとは、金婚式（結婚五十年）を迎えることが目標です」と。そして手紙。病気の影響で手が震えてしまうため、Aさんはしばらく文字を書いていませんでした。私はそれを知っていたので、さすがに「これはできない！」と断られるのでは？と思いましたが、「書けるかなぁ？　手を支えてもらおうかな」と想像以上に乗り気。「なんて書きます？」と聞くと、「お誕生日おめでとう、だね」とのこと。いざ書く時間になり、あらためて「それで、なんて書きますか？」と、もう一度なんとなく確認してみました。すると「いちばん大切な人って書く」と。

誕生日当日、夫人は事前に撮ったビデオメッセージを見て、手紙をもらって号泣していました。いつかは声が出なくなるかもしれないAさん。あと何度、夫人に「お誕生日おめでとう」と言えるかわかりませんが、大切な思い出の一ページになってくれたのではないかと思います。

家族からはよく「病気になってから写真をほとんど撮っていなかった」という話を聞きます。言語聴覚士としてだけでなく、人生に関わる一人としてこれからも家族の大切な思い出を作れる人でありたいとあらためて思った日でした。

2 Bさんとの思い出——健康番組がいちばん！　とほほ……

Bさんは脳血管障害の後遺症で左手足の麻痺と構音障害と摂食・嚥下障害があります。ちょっと怒りっぽいところはあるけれど気のいい人で、「話すことがリハビリテーションだから」といつも話すことを好まれていました。確かにたくさん話をしたあとは滑舌がよくなっていましたが、たまにはストレッチや筋トレもしたいところ。

とある日、便秘で悩んでいたBさんが「里芋がいいってテレビで言ってたから、毎日食べているんだけど調子がいいんだよ。俺はテレビで言っていることをそのままでは信じない。自分がやってみてから信じるんだ。だからこれはすごくいい！」と熱弁していました。確かに里芋が効いたのかもしれませんが、気持ちが体調にとても現れる人だったので、なんとなくいやな予感がしていました。

またある日、「誤嚥性肺炎には何がいいか知っているか？」と質問されました。ついにこの日が……と心のなかがざわざわざわ。私のなかの答えを伝えましたが、却下。「テレビでやっていたのと違う！」とのこと。少し前に健康番組で摂食・嚥下障害や誤嚥性肺炎について放送していたのです。「確かにその方法もありますが、Bさんにとってはこちらのやり方のほうがいいのでは？」と私なりの答えをまた伝えましたが、また却下。いろいろとそれからすれ違いがあり、ついにBさんは「顎を鍛えたいんだけど、これがいちばんいいと思わないか？」と、布団を干すときに使う大きな洗濯バサミを顔の輪郭に沿って挟み始めました。Bさんの顔は洗濯バサミですっぽり挟まっています（私の心の声――「え……それはさすがに……これだと逆に顎が悪くなってしまう……」）。「それは顎を悪くする可能性があるので、ほかの方法で……」と伝えましたが、間もなく言語聴覚士のリハビリテーションは「意見が合わない」ということで終了になりました。とほほー……。

仕事のやりがい

ズバリ「仕事のやりがいは？」と聞かれると、答えはいくつもあります。新人のころは「言語障害をよくする」「摂食・嚥下障害をよくする」ということを中心に考えていて、それがやりがいでした。いまは病気になったあとの第二、第三の人生にどう寄り添えるのかを考えています。人生は十人十色以上の色があるように思っています。また、私たちは命に直結する、たくさんの悲しい場面に出合います。でもそれ以上に、心が通じた瞬間にもたくさん出合えます。ご飯を食べられないと言われた人の再出発の初めの一口、そして「おいしい」という笑顔の場面、「食べられたね！よかったね」と家族も喜ぶ場面。「これ、まずいね」と普段なら怒られてしまいそうなコメントも、このようなときばかりはみんなで爆笑できるのです。そして、残りが限られた人生の贈り物を一緒に作ることができます。それができたと思ったとき、「よし、次もやるぞー！」とがんばっていけるのです。

言語聴覚士の仕事は、これまでのすべての経験が役に立ちます。いま部活や勉強をがんばっている人は、その経験が今後役立つはずです。逆に、私のようにこれまで何もがんばってこなかったと思っている人は、やってみたい！という気持ちを持ち続けることができれば、これからの自分の人生が花開くかもしれません。私自身もこれから一年後、五年後、十年後、もっと大きな心で患者を支えられるような言語聴覚士でありたいと思っています。

7 ありのままの子どもと向き合えるよさ——学校Aさん

私の職場紹介

私が勤務するのは学校です。自分が学んだ学校に言語聴覚士はいたかなと不思議に思うかもしれませんが、多くの場合、聞く・話す・読む・書く・食べることなど「にも」詳しい先生として働いています。

私はいま、聞くことや話すことに障害のある子どもに、自立活動という教育活動を通して支援したり、保護者や学校から相談を受けたりしています。そのほかにも、いわゆる「学校の先生」として、清掃や給食、運動会や文化祭、入学式や卒業式などの行事にも関わります。言語聴覚士からかけ離れた業務に思うかもしれませんが、実は子どもの姿を知る絶好のチャンスです。このように関わる時間も場面も多く、より一層子どもの生活に密着した支援ができ、日々成長する姿を見られる

表10　一日のスケジュール

勤務時間	業務内容
8：00−8：20	**打ち合わせ、機器などの点検・準備** ・全体およびグループで、予定や連絡事項を共有します。
8：20−12：30	**授業など** ・時間割に基づいて教科や自立活動の授業をします。 ・授業がない時間は、聴力測定、発音や補聴器に関する相談、教材や広報誌、職員への啓発資料の作成、研修企画、関係機関との連絡調整などをおこないます。
12：30−13：30	**給食・清掃**
13：30−15：30	・午前と同様に授業などをおこないます。
15：30−16：20	・各種の会議や打ち合わせ、校外からの来校相談
16：20−	**記録作成や打ち合わせ** ・一日の記録を作成します。 ・同僚と自主的に検討会をすることもあります。

ことは、学校に勤務するよさです。

しかし、「子どもが好き」だけでは難しい業務です。子どもが自信をもって成長していけるよう、たくさんの人や機関と関わり、調整し、連携し、協働する力が求められるからです。

また、資質向上を心がけることは大切ですが、学校では、言語聴覚士は一人だけがほとんどです。そこで私は、学会や研修会に積極的に参加して多様な場で働く言語聴覚士と出会ったり、仲間と勉強会を開催したりして研鑽を積んでいます。

一日の勤務状況

一日は、全体打ち合わせから始まります。その後、グループでの打ち合わせ、学習室や測定機器類の準備、教科や自立活動の授業、給食や清掃、会議などの業務をおこないます。そのなかのいくつかを紹介します。

❶自立活動の授業

個々のねらいに合わせて、個別または集団での授業をおこないます。きこえの仕組み、自分のきこえ、補聴器や人工内耳の仕組みや日々の管理、聞こえにくさの補い方や補う機器、手話などのコミュニケーション手段、音の性質、発音やことば、福祉制度など、幅広い内容の学習をおこない、聞こえにくさがある自分をありのままに認めて自分らしく生きていくことができるように支援しています。

❷聴覚管理

音やことばの聞こえ方を調べたり、聴力に合った補聴器になっているかを調べたりしています。調べた結果によっては、医療機関の受診を勧めたり、認定補聴器技能者と連携して補聴器を調整したりします。このほかに、校内の補聴支援設備が正常に作動するよう維持・管理もおこなっています。

また、「急に聞こえなくなった」「聞こえ方が変」と駆け込んでくる場合にも対応します。その際は、補聴器や人工内耳の動作確認をするとともに、電池には残量があるか、チューブなどに亀裂や水滴がないか、人工内耳のケーブルが断線していないかなどを一緒に確認しながら、原因に気づいて対処できる力を育てるように支援しています。

❸発音指導

みなさんは話すときに、一音一音、口の形や舌の位置を考えていますか？　その発音の仕方を、いつ、どこで学んだか覚えていますか？　おそらく、えっ？と思う人が多いと思います。

声は、肺からの空気が声帯を震わせて口のなかを通って発します。口のなかを通るときに口の形や舌の位置、動き方を変えることで「あ」や「か」などの音になります。この口の形などの変え方は、生まれてから周りの音を聞き、似たような音を産出することを繰り返し、自分が発した音をモニターしながら身につけていきます。聞こえにくさがあると、周りの音への気づきや、自分が発した音のモニターが難しくなり、正しい発音を身につけるのが難しい場合があります。そこで、喉に触れたり、鼻や口元からの息を確認したり、顎の角度、口の形、舌の位置や動かし方を知ったりと、発音の仕方を一つひとつ学んでいくことが必要になります。

聞こえ方だけでなく、発音に対する考え方も個々に異なるので、個別の支援が中心になります。ただ、発音指導といっても、学校では、発音スキルを向上させることだけの学習ではありません。語彙や文法、話し方など言語面の向上も含めて支援します。

適切な支援課題を考えるにあたっても、学校で働くよさを感じます。子どもたちの関心がある話題や流行をつかみやすくなり、共通の話題が増えます。その結果、劇の台詞を利用して発音指導をするなど、子どもたちが身近に感じて意欲的に取り組めるような課題を設定しやすくなるからです。

4 教材や資料、掲示物の作成

どのような学習でも、年齢が異なればねらいも方法も全く同じというわけにはいきません。それぞれに適した教材・教具を考えて作成します。このときにも、学校で働くよさを感じます。子どもの生活が見えやすいことで、必要な支援がつかみやすいからです。

職員や保護者向けには、啓発のための内容を入れた広報誌を発行したり、きこえやことばに関する知識や新しい機器の情報、福祉制度などを掲示板で情報提供したりしています。手に取ってくれる人、足を止めてくれる人の反応を期待しながら、目を引くように、インパクトがあるように、そして、わかりやすくと工夫するのも楽しい業務です。

5 支援計画の作成

主訴に応じて面談をおこないます。子どもの全体的な姿を見て実態を把握するとともに、口腔機能や聴力などの医学的情報がない場合は、医療機関の受診を勧めます。

子どもが成長するスピードはそれぞれで異なりますし、基礎疾患をもっていれば、なおさらです。この発達の個人差や、子どもの気持ちも考慮しながら、課題を明らかにしていきます。複数ある課題のうち、どれに最優先で取り組むかを考えるなど、子どもや関係者と相談したりしながら支援計画を作成します。例えば、全般的にゆっくり発達している子どもには、いきなり、舌先を歯茎にあてて弾くことが必要な巧緻性が高い「ら行」音の構音要領の習得を課題にするのではなく、身体運動面や認知面の発達も支援しながら徐々に構音も指導するなど、心身の調和的な発達を考えて作成していきます。

また、支援計画はいつ、誰が、どのくらい、どのようにおこなうのかを見極めて作成しますが、関わる人の了承を得て作成していくことは大切です。例えば、毎日の朝の会で補聴器や人工内耳の動作チェックや口の体操をおこなうと計画したら、ほかの子どもや担任はどうすればいいでしょうか。どんなにいい支援計画であっても、子ども本人や保護者、周囲の気持ちや状況とかけ離れていては効果が上がりません。

6 相談・ケース検討会

校内・校外からの問い合わせを受けることも多くあります。ほかの障害を併せ有する子どもの相談の場合は、太鼓や鈴、おもちゃなどから音を出したときの行動を観察して、聞こえ方を推定することもあります。

ケース検討では、言語聴覚士としての視点で提案するよう心がけています。例えば、補聴器をつけているが聞いていないように見えるというケースでは、補聴器が適切に調整されているかの問題だけでなく、周囲がうるさい場面だったかもしれません。また、呼びかけたときに音が聞こえて振り向くことができても、呼びかけの内容がはっきりとは聞こえていない可能性も考えられます。そのような可能性を考え、騒音下と静寂下での聞こえ方の違いを説明したり、先生が持つマイクから補聴器に無線で音を届けるシステムの使用や座席の位置の変更などを提案したりしています。

7 関係機関との連携

子どもに直接支援するだけでなく、子どもと関わる人々に聞こえにくさを理解してもらえるよう啓発し、環境整備に向けてはたらきかけていく間接的な支援も大事です。例えば、「吃音症で言葉の最初の音が言いにくいのですが、音読するときに、一緒に読んでくれるとスムーズになります」「補聴器や人工内耳を使っていても、後方の席から順番に答えていくときは自分の番がわかりにくいので、合図をお願いします」など、子どもを取り巻く人々に子どもが困っていることや対応を説明していく支援です。

さらに、聞こえにくさがあるとは気づかずにいる子どもを見つけることも大切な業務です。そのために、研修会や相談会を企画したり、講師として参加したりしながら、教育関係だけでなく、医療機関、行政、福祉など地域の社会資源とネットワークを作っていくようにしています。

思い出のエピソード

難聴に気づくきっかけになった会話です。「わが子にせがまれて、はやりのキャラクターを育てるゲーム機を買ったけれど、イベントを知らせる電子音が鳴っても全然世話をしない。こんなにすぐ飽きる子だったのかと思ったら、食事中も画面を見て世話をしているし、どっちなのと思っちゃった」と話した人がいました。このとき、もしかして聞こえていないのではないかと考えました。電子レンジの「チーン」、体温計の「ピッ!」などの電子音は高音域の音だからです。

一口に難聴といっても、聞こえにくさは様々です。特に軽度の難聴や高音域の音が聞こえにくい難聴は、成長して聞き間違いの多さや発音の違いからようやく気づくことも少なくありません。この人のお子さんはその後医療機関を受診し、高音域の音が聞こえにくい難聴であることが判明し、さっそく補聴器も装用しました。経過を聞いて、言語聴覚士としての知識を生かすことができてよかったと思ったのでした。

8 未来の言語聴覚士へのメッセージ——養成校Kさん

職場紹介

言語聴覚士を養成する専門学校が私の職場です。本学科の特色を三つ挙げます。

一つ目は、言葉の発達の遅れや発音がはっきりしないなどの問題を抱える子どもが言葉の土台を学ぶことばの相談室を学内に設置していることです。一年次から子どものリハビリテーションの臨床場面を体験することができ、長年、小児領域を中心に携わってきた教員から指導を受けることができます。また、隣接する病院には本校を卒業した言語聴覚士の先輩も多く働いているので、先輩たちから多くの知識を学ぶことができます。

二つ目は、国が定める国家試験合格に向けて、学校独自の取り組みを実施していることです。過去に出題された国家試験の問題をやさしい問題から解いていくことでレベルアップを図り、徐々に難しい問題にチャレンジしていきます。学生が解く問題の難易度を配慮することでモチベーションを維持できるよう学習の定着をねらいます。国家試験合格という最終目標の到達に向けて、教員と学生が一緒になって学習を深めます。

表11　ある一日の流れ

勤務時間	業務内容
8：30－	**朝礼**
8：50－	**ホームルーム** ・出欠確認、連絡事項
9：00－10：30	**1限 言語評価技術論①** ・検査の流れ、方法を実践する授業
10：40－12：10	**2限 言語評価技術論②**
12：10－13：00	**昼休憩**
13：00－14：30	**3限 次の授業準備**
14：40－16：10	**4限 摂食嚥下障害学** ・飲み込みのための器官の名前、はたらきを学ぶ授業
16：10－	**学生対応（国家試験、就職活動の相談）**

三つ目は、言語聴覚士が取り扱う専門分野の科目を臨床経験豊富な教員陣が、講義形式の授業はもちろん、実技形式の授業も多く取り入れて、質が高い授業を提供しています。学習環境としても、複数の実習室や現場で取り扱う複数の検査器具を備えています。

私は養成校の教員として、社会に必要とされる言語聴覚士を一人でも多く輩出するための手伝いをしています。

オープンキャンパスに参加する高校生からよく質問されることがあります。

「言語聴覚士になるためには、どのような人が向いていますか？」

本校では、入学時に以下の心構えを理解した学生を求めています。

●相手の気持ちを考えながら、他者とコミュニケーションができること

- 興味をもって、学ぶことができること
- 自分も他者も大切な存在として思うこと

言語聴覚士の有資格者は、リハビリテーションスタッフのなかでも、理学療法士や作業療法士と比べて数少ないことが知られています。実際、私が以前勤めていた訪問リハビリテーション事業所の活動範囲は半径十キロメートルにも及びました。この現状からも、言語聴覚士の少なさを感じ取ることができるでしょう。これから超高齢社会を迎えるにあたり、言語聴覚士は医療機関をはじめ、保健・福祉機関、教育機関などの様々な場で活躍が期待されるでしょう。

日本全国で言語聴覚士の数を確保し、リハビリテーションを提供する環境を整えていくために、これからの社会に必要とされる専門職の育成に力を注いでいき、一人でも多くの言語聴覚士を輩出できる取り組みをしていきたいです。

次は、教員を目指した理由について述べていきます。

やりがい

私が言語聴覚士の教員になりたいと思った一つ目の理由は、〝教える〟ことに向き合うためです。教育には、その人がもつ能力を伸ばそうと試みる意味があります。飲み込みの実技授業で学生が話していたことです。

「〇〇さんがゴクッて飲み込む様子が初めてわかった」

「○○さんの食べさせ方はとてもじょうず。私もあんなふうにできるようになりたい」

「リハビリを受ける患者の気持ちがわかった」

「実際にどんな仕事をするのかがわかった」

「もっと練習してじょうずになりたい」

このように、学生自身が積極的に取り組み、お互いのいいところに目を向けて褒め合う姿を見ることは、学生一人ひとりの成長を確認できる貴重な場面です。飲み込みの音がよくわからない学生が質問してきます。

「（相手の喉に聴診器をあてながら）先生、飲み込みの音がよく聞こえません」

「もう少し、このあたりじゃないかな？　さっきといまの聞き方だったら、どっちがよく聞こえる？」

「いまのほうが、しっかり聞こえました」

これまでに経験したことがない技能、なじみがない知識を聞いたり読んだりする学生にとって「わからない」から「わかりたい」という目標達成に効果的な教育方法は、私自身が「何を教えたいのか」を明確にすることです。また、ネガティブではなく、相手のポジティブな部分に目を向け、「何を」「どのように」教えていくのかを「わかる」ように導いてあげることが、学生を成長させるために重要なことです。このように、教師の援助を受けた学生がその後、一人で目標達成できる可能性は高いと思います。学生の学びたいと思うひたむきな姿を見ることが、いまの自分を突き動かす原動力になっています。

二つ目の理由は、〝学生〟と向き合うためです。言語聴覚士を目指して入学したものの、これからのなりたい自分に不安を見せる学生がいます。先の目標は設定しているけれど、目先の目標を見失うことがあります。例えば、三年後、国家試験に合格して言語聴覚士になりたいという目標は設定できているが、何を、どのように勉強していいかわからない学生を目にする場面があります。言語聴覚士を目指す背景には、それぞれの個人的な思いが存在し、入学時にその目指す理由を一年生が話します。

「自分または家族、友達に障害があるから力になりたい」

「自分にできそうな仕事だから」

「人の役に立ちたいから」

「人と関わることが好きだから」

また、実習を控える三年生がどんな言語聴覚士になりたいのか理想を口にします。

「患者とその家族から安心してリハビリを任せてもらいたい」

「ほかの職種と積極的にコミュニケーションが取れるようになりたい」

「患者から頼られる優しい言語聴覚士になりたい」

「私のリハビリを受けたいと思われたい」

最終学年の実習は、それまで積み重ねてきたことを振り返り、将来、自分がなりたい言語聴覚士像を築き上げる大切な時期になるでしょう。数カ月後、言語聴覚士というリハビリテーションの仕事に就くことに自覚をもち、なりたい自分に出合い、患者と信頼関係を築き、相手の気持ちを理解することは、この仕事をしていくうえで最も大切なことではないでしょうか。

これまで学んできた知識や技術を実践することだけが、リハビリテーションの仕事ではありません。突然、疾患を抱え、今後の生活に不安や恐怖を抱える相手が対象になります。発症したあと、本人、家族が再び日常生活をどのように送りたいのか。人として、医療人として、社会に貢献できる人間に成長していくために、困っている患者に何ができるのか、相手のために考え続けることはとても大切なことです。教員として、教育を通して学生たちの夢をかなえるためには、何をすることができるのか。これは〝リハビリテーション〟にもつながります。

次は、私が現場で担当した患者とのエピソードを話していきます。

思い出のエピソード「母はもう食べられないのですか?」

言語聴覚士が担当する領域の一つに「食べる」リハビリテーションがあります。摂食・嚥下障害と呼ばれ、脳の疾患によって口や喉を自分の思いどおりに動かすことができず、当たり前にできていた「食べる」ができなくなる障害です。

「救急病院に入院したお母さんの状態が落ち着いたため、施設に戻ることが決まった」と長女が話してくれました。脳の疾患の影響によって、口から食べることが制限され、おなかに直接栄養を入れる「胃ろう」と呼ばれる方法で栄養を摂取する、そんな母の変わり果てた姿を見て絶望を感じる長女。入院先の病院では、食事をしたら命に直結する誤嚥性肺炎になることが予想されたため、お楽しみ程度でヨーグルトを食べていました。退院後も、本人と長女は食べるためのリハビリテーションを希望していました。長女に関しては、胃ろうを外したい希望もありました。少しでもその希望に応えるために、私たちのリハビリテーションが始まりました。施設に戻って以降、主治医の協力をはじめ、食べる練習を再開することができました。絶対に無理はしないという約束のもと、毎月食べ物の形が変わる食事に喜ぶ本人。またその食べる様子を見守り、いままでどおり自分で食べる姿を見て、回復を実感する長女。少しずつ、本人が納得いく食事を提供できるよう練習を積み重ねた結果、胃ろうを使わずに、自分の口から再び食べることができました。

このように、患者の目標を達成する際、一人で成し遂げることはできません。患者、家族はもちろん、関わる医療従事者との連携も必要になります。医療スタッフとともに、本人、家族が希望する方向に導いてあげることが〝リハビリテーション〟の役割ではないでしょうか。

最後に、言語聴覚士を目指すために必要なことを伝えます。一つ目は、困っている人を、再び笑顔にしたいという思いがあるかどうかです。二つ目は、相手が喜ぶために準備を怠らないことです。三つ目は、何事も前向きに取り組むことです。入学後、言語聴覚士になるために、何をしたいのか。人に喜ばれる人間に成長するために、何をすればいいのか。これから言語聴覚士を目指す中・高生や社会人のみなさん、一緒に言語聴覚士について学んでいきましょう。

ぶっちゃけ裏話!?

臨床は楽しいこともつらいことも

臨床場面は楽しいこともあれば、泣きたくなるようなつらいこともあります。

これは学生時代の話ですが、あるクラスメートが臨床実習中に患者から訓練を拒否されてしまったと泣きながら先生に訴えていることがありました。当時は訓練を拒否する患者がいるなんて考えたこともなかったので、この話を聞いたときは心底震え上がりました。しかし、臨床で働いている現在は、変な言い方になってしまいますが、訓練拒否なんてしょっちゅうです。ときにはあいさつをしただけで怒鳴られたり、物を投げられたり、正座させられたりと訓練拒否以上につらく、泣きたくなることもあります。しかし、患者も決して怒りたくて怒っているわけではなく、ましてや言語聴覚士が嫌いだから拒否しているのではないと思います。ここでは、そんな患者の気持ちに思いをめぐらせてみましょう（……私は嫌われていない。きっと嫌われていない）。

言語聴覚士がおこなうリハビリテーションは、ときには幼稚なものに見えることもあります。例えば、失語症の代表的な訓練に絵カードの名前を言う練習がありますが、この訓練に対して「なんでこんな子どもじみたことをやらなければいけないのか！」と怒りだしたり、「バカにしているのか！」と拒絶したりする人もいます。ただ、実際に訓練に入ると、「りんご」のような本当に簡単な言葉を言うことができず……患者はもとより家族も大変なショックを受けてしまうようです。さらに、訓練を始めてもその効果は急激には表れないため、いつまでたってもよくならないと思ったり、なかにはただ会話をしているだけと思ったりすることもあり、それも患者や家族の不安につながることもあります（認知度の低さの弊害ですね……）。

患者だって人間ですから、頭では障害を負ったことを理解していても心が追いつかず、不安から攻撃的になったり、疑心暗鬼になったり、ふとしたことで機嫌が悪くなったりすることもあります。また、症状によっては感情をうまくコントロールできずにちょっとした言葉で爆発することもありますし、自分に障害が起きたということを認識できずに「なんで健康なのに入院させるんだ！」と暴れることもあります。しかし、〝患者には患者なりの事情がある〟としっかりと理解し、つらい気持ちに寄り添いながら根気強く接することが大事です。

ここでは、「きれいごとばかりではない」という現実を知ってもらうためにあえてリアルな現場を書きました。ただ、本章で現役の言語聴覚士のみなさんが書いているように楽しいこともたくさんありますので、あまり怖がらずに飛び込んできてください！

第5章
言語聴覚士の適性と心構え

1 どんな人が向いている？

みなさんは言語聴覚士にどのようなイメージをもっているでしょうか。真面目？　優しい？　明るい？　知識がある？（前向きなイメージをもってくださりありがとうございます！）　どれも言語聴覚士にとって必要な要素だと思います。

みなさんのなかには自身や家族が言語聴覚士と接した経験から具体的な言語聴覚士のイメージをもつ人もいれば、本やインターネットなどで得た情報から漠然としたイメージをもっている人もいることでしょう。ここではどのような人が言語聴覚士に向いているのか、言い換えれば、言語聴覚士に求められる適性とは何かを具体的にみていきます。

人と接することが好き

医療職は患者や家族と向き合う職業なので、人と接することに興味がある人に向いていると思います。言語聴覚士が対象とする患者は言葉の問題や聞こえの問題があり、受け答えがうまくできなかったり、ちぐはぐな反応をしたりと、じょうずにコミュニケーションが取れない人が少なくありません。しかし、みんな一生懸命にコミュニケーションを取ろうとしています。第1章でも述べましたが、リハビリテーションというのは一方的に施すものではなく、患者と協力して取り組むものです。患者がどんな状態であろうと、根気強く接して、少ない情報からでもコミュニケーションを試みようとする姿勢が必要になります。

また、人と接することが好きといっても、成人している患者に子どもに言い聞かせるような言葉遣いをしたり、友達と接するようなくだけた言葉遣いをしたりしてはいけません。患者といえども、一人の人間です。ましてや、私たちよりも長い人生を生きてきた先輩も多いことでしょう。その人の年齢に合った態度を取り、一医療従事者として、相手の人格を尊重し、人として敬う気持ちをもつことも大切です。

共感する気持ちをもつ

患者のなかには、いままで当たり前のようにできていた会話や食事がいきなりできなくなってしまったことから、つらく、悲しい気持ちになり、リハビリテーションに前向きに取り組めない人も少なくありません。そんなとき、言語聴覚士から無理に訓練をさせられたり、一方的な説明をされたりしたらどう感じるでしょうか。きっと、その言語聴覚士のことを信用できなくなり、その後も訓練に取り組めなくなることでしょう。

患者はみんな、多かれ少なかれ障害に不安を感じています。障害ばかりに目を向けるのではなく、患者が悩んでいることや困っていることにもしっかりと目を向け、患者の気持ちに寄り添いながら接することも大切です。

根気と誠実さ

リハビリテーションでは、訓練の目的や効果を患者や家族に説明することも仕事の一つです。どの程度の回復が見込めるのか、どの程度の後遺症が残るのかといった症状についても包み隠さず説明し、患者や家族に誠実に向き合う姿勢が大切です。

また、訓練の効果は急激に表れるものではないため、患者や家族は焦ったり、いらいらしたりして、ときには言語聴覚士に不満をぶつけることもあります。なかには、障害への不安から訓練を拒否する人もいます。ただ、患者自身が気づいていなくても、ほんの少し舌の動きがよくなっていたり、ほんの少し発音がよくなっていたりと、きっと訓練の効果は表れているはずです。障害の全体像からみれば本当に些細な変化かもしれませんが、とても大きな一歩です。症状の変化を見逃さずに、患者の気持ちに寄り添いながら根気強く接して、患者が前に進めるように支えることも大事です。

日々の研鑽

医療分野は日々進歩しています。いままで原因がわからなかった病気の原因が判明したり、より効果が高いリハビリテーションが開発されたりと、昨日までの常識が突然変わることもあります。そのため、言語聴覚士を含むすべての医療従事者は、教科書や論文を読んだり、勉強会や研修会、学会に参加したりしながら新しい知見に触れ、常に最新の知識に更新しています。

勉強した成果が出て患者の症状がよくなると、患者自身の訓練へのモチベーションにもつながりますし、私たち言語聴覚士にとっても大きな励みになります。また、その経験が次の患者に生かされて、より多くの患者の生活の質を高めることにつながります。

勉強はときには負担になることもありますが、少しでも患者の役に立てるよう、日々研鑽を積むことはとても大切です。

患者の役に立ちたいという情熱

医療従事者にいちばん求められることは、患者の役に立ちたいという情熱だと思います。日々患者と接することも、共感する気持ちをもつことも、誠実な姿勢も、根気強さも、日々の研鑽も、すべては患者のためにある行動です。

「適性」と大それたタイトルの本章を読み、「もしかしたら自分には適性がないのではないか」と感じた人もいるかもしれません。しかし、断じてそんなことはありません。

繰り返しますが、いちばん大事なのは、〝患者の役に立ちたい〟という情熱です。情熱があれば、言語聴覚士として十分適性があると思いますし、ほかの項目は自然と身につくでしょう。

動機はなんでもかまわない！

医療系の職種を目指す動機は様々です。自分や家族がお世話になった人もいれば、友達に障害があるため、助けになりたいと目指した人もいるでしょう。人の役に立ちたい、人のためになりたいといった目標はとても偉大で尊いものです。しかし、私は、動機とは崇高なものでなくてもいいと考えています。

私が学生のときに受けた福祉の講義のなかで、ボランティアを募集するにあたって先生がこのようなことをおっしゃいました。

ボランティアに参加する動機はなんでもいいんです。地域に貢献したいとか、患者の手伝いをしたいとか、それこそ自分の勉学のためでもかまいません。さらにいえば、異性にモテたいなんて動機でもかまいません。むしろ、異性にモテたいなんて動機でボランティアにきた学生のほうが目立つために率先して動いてくれるので、みんなからありがたがられてそのままボランティアを続けるなんてこともよくあります。私が言いたいのは、動くための理由づけを探すのではなく、ほんの些細な理由でもいいからまず動いてみること、ということです。

私自身もなんとなくかっこいいからという理由で言語聴覚士を目指しましたが、いまでは魅力を紹介する側に立っています。

当時の先生の台詞を借りますが、動機はなんでもいい。まずは動いてみること、そして、人の役に立ったという結果が大切だと思います。

医療従事者は、誠実さや真摯さが求められる職業です。不純な動機ではいけないと思うかもしれませんが、そんなことはありません。動くきっかけはなんでもいいんです。「患者の役に立ちたい」「患者の生活を豊かにしたい」という情熱があり、目標に向かって努力を重ねて結果を残せる言語聴覚士になりましょう。

2 文系と理系のどちらが向いている？

将来を考えるにあたって、文系や理系といった要素はとても大事だと思います。特に、高校で授業の選択に迫られている学生にとっては喫緊の問題でしょう。

言語聴覚士は文系と理系のどちらが向いているのか。その答えの前に、まずは一般的な「文系」と「理系」の認識について整理してみましょう。

文系→文学や歴史学、心理学などの科目を主に学習している、または、得意としている。
理系→数学や科学、工学、医学などの科目を主に学習している、または、得意としている。

言語聴覚士は医学に関連する職業なので、理系に分類されます。医療系は数字に強い必要があり、人体は科学的要素がたくさん詰まっていますので、自然科学への興味と知識といった理系的思考が必要になります。また、言葉の専門家でもありますので、正しい文章構成や助詞の使い方、様々な語彙の知識といった言語学的要素を備えている必要があり、さらに、患者の不安や焦りなどの心理状況を敏感に察知することも大事なので、文学や心理学の教養といった文系的思考も必要になります。つまり、言語聴覚士には文系と理系のどちらの要素も必要だといえます。

高校の授業で文系と理系のどちらを選択したら言語聴覚士に近づけるのか、と迷っている人もいるかもしれません。私はその質問に「好きなほうを選びましょう」と答えています。前述のとおり、言語聴覚士は文系と理系双方の知識が必要なうえ、さらに患者とコミュニケーションを取るうえで様々な話題についていける知識も必要です。そのため、高校時代には勉強だけでなく部活や趣味など多くのことを経験することもとても大切です。

得意な部分を伸ばすのか、苦手な部分を克服するのか、努力の仕方は一人ひとり違います。自分に足りない部分を補うのは養成校に入ってからでも遅くはありませんので、文系／理系といったくくりで判断せずに、多くのことを経験して悔いのない学校生活を過ごしてください。

ただし、養成校によっては入試科目を「英語一科目。数学、化学、物理、国語から一科目選択の計二科目」のように規定しているところもあります。特に大学への進学を考えている人は希望校の入試案内を調べて、授業選択を進路指導の先生と相談しましょう。

3 学生時代に学んでおくべきこと

言語聴覚士の心構えとして、学生時代のうちから学んでおいたほうがいいことを紹介します。特に、私自身が言語聴覚士になったいまだからこそ、学生時代に学んでおけばよかったと感じたこと、いまでも続けていることを振り返ってみていきます。

新聞を読んで知識を蓄えよう

言語聴覚士は患者の反応を引き出すために、たくさん会話をしながら訓練をおこないます。私自身、患者とコミュニケーションを取るために患者が興味がある事柄の話をよくします。一人目の患者と野球の話をしたと思えば、二人目の患者とは洋楽の話で盛り上がり、三人目の患者とは金融系の話で意見を交わすといったように、一日のうちに全く違うジャンルの話をたくさんします。患者によって興味がある事柄はそれぞれ違いますので、多くのジャンルの話題についていけるよう常にアンテナを張っておく必要があります。そのためにも、新聞を読む習慣をもつことをお勧めします。毎日、新聞に目を通すことで、社会やスポーツ、芸能など幅広い分野の知識を収集できます。幅広い年齢層とコミュニケーションを取りますので、新聞を読む習慣をもつのはとてもいいことです。

英語を勉強しよう

医療従事者にとって、英語を勉強しておくことは必須になってきています。例えば、海外の文献を読むときや国際学会に参加するときなど、英語ができないと内容を正しく理解できません。新しい知見を学ぶ大事さは本章でも述べてきましたが、新しい知見はなにも日本から発信されるとはかぎりません。むしろ、海外のほうが研究が進んでいる領域もあります。そのような情報を得るためにも、最低限の英語力は必要でしょう。

養成校では医療英語という科目もあります。日常会話程度の英語スキルでいいので、勉強しておくに越したことはないでしょう。

きっと世界の共通言語は……笑顔もそうだけどやっぱり英語

私は学生時代から英語が苦手で、就職してからも気になる海外の文献があっても自分で翻訳しようとはせず、日本語訳が出版されるまで待っているくらいでした。そんな英語とは無縁の日々を過ごしているなか、ある学会で衝撃の事件が訪れました。

　その学会のメインプログラムには海外の大学の教授による最新研究の講演があり、通訳には医師が入ることから「さすが医師は通訳もできるんだなー」とのんきな気持ちで講演に参加しました。そして講演が始まり、教授の英語のスピーチに耳を傾けていると、不意に「ハハハ！」と会場中から笑い声が上がりました。否、上がったのです。突然の出来事にあたりを見回してみると、目に映るのは一様に表情を緩ませている参加者の姿。「まさか」と、いやな予感が脳裏をよぎったとき、今度は笑いの余韻を残したままの医師の声が耳に入り……その内容は、予想どおり、あいさつとともに発せられた小粋なジョークでした。

　講演終了後は、ただならぬ敗北感から残りのプログラムを聞く気にもなれず、そのまま会場をあとにしました。しかし、このまま負けた気持ちでいいわけがありません。現場にはこんな私のことを待っていてくれる患者がいます。その信頼に応えるためにも、おごりや甘えを捨ててゼロから勉強し直す決意をし、駅の売店で『たった三語でわかる⁉　中学基礎英語』を購入して帰路に就きました。

　このエピソードはもう数年前の出来事でいまだに英語は苦手ですが、勉強はずっと続けています。英語はできないならできないなりになんとかなる技能です。ただ、本書を読んでくださっているみなさんにはこのような悔しい思いをしてほしくないので、あえて恥ずかしい経験を書きました。今後は英語ができて当たり前の世の中がくるかもしれませんので、みなさんは英語を嫌いにならずに勉強してみてください。

生物は勉強しておこう

前述の文系、理系の説明とは相反してしまいそうな内容ですが、医療系の養成校に進学を考えているのであれば、高校で生物を勉強しておくと養成校に入学してから医学系の科目の理解が早くなります。

私は高校時代に生物を選択していなかったので、養成校の授業で遺伝経路の基本である「メンデルの法則」がなかなか理解できずに一年次の四月に早くもつまずきました。この経験から、生物は勉強しておいたほうがいいと感じています。高校の授業で選択しなくても、本などを読んで基礎知識はつけておくことをお勧めします。

いろいろなことを経験しておこう

言語聴覚士は、あらゆる話題で患者の興味を引いて会話をつなげていきます。学生時代に経験したことは言語聴覚士になってからとても役立ちますので、勉強でもスポーツでも趣味でもなんでもいいので、様々なことを経験して、会話のネタをたくさん仕入れてください。

私が養成校在学中のときには授業の一環でクラスメートと「ビリーズブートキャンプ」をやったり、放課後に集まって『モンスターハンター』をやったりとニュースに取り上げられたものを片っ端から試しました。就職した現在も患者のいい反応を引き出すために患者の興味があるジャンルの本を買って勉強することもあります（私の友人は就職していちばん初めに購入した本は教科書ではなく『ポケモン図鑑』と言っていました)。

いろいろなことを経験しておくことで、会話のなかで患者の反応を引き出せるチャンスも増え、それが患者のモチベーションにもつながります。話題の引き出しを増やせるよう、いろいろな分野に積極的にチャレンジする姿勢をもちましょう。

とんかちは失語症？

今回のエピソードコラムは、実習中のある学生の話です。その学生は障害の知識もあり、検査や訓練の手順もしっかり覚えていたため、スーパーバイザーから高齢の失語症患者の訓練を任されました。学生は患者の年齢や失語症の症状から訓練で使う絵カードを十分に吟味したうえで訓練に臨み、スーパーバイザーも安心してその様子を見守りました。

「ここに描かれた絵を答えてください。これは何ですか？」「りんご」

「これは？」「つくえ」

「これは？」「えんぴつ」

「これは？」「しんぶん」

「これは？」「のこぎり」

「これは？」「とんかち」

ここで、学生は初めて手を止めました。そしてもう一度、同じ絵カードを提示しました。

「もう一度聞きます。これは何ですか？」「とんかち」

一通りの訓練が終わり、学生は自信満々にスーパーバイザーに患者の症状を報告し、そして、きつく叱られました。

さて、みなさんはどこがいけなかったかわかりますか？　そう、「とんかち」ですね。一般的には「かなづち」かもしれませんが、「とんかち」も正しい呼び方です。ほかにも「ティッシュ」のことを「ちり紙」と呼ぶ人もいますし、「定規」のことを「物差し」と呼ぶ人もいます。このように、同じものでも世代や地域によって呼び方が異なるものはたくさんあります。

正しい答えを言っているにもかかわらず何度も訓練させられたのでは、患者もいやになってしまいます。新聞を読んだり本を読んだりして、いろいろな知識を収集するよう日頃から心がけてください。

4 障害があっても大丈夫!?

障害のある人が言語聴覚士になることはできるのでしょうか。本節ではこの問題について考えてみます。

医療職の法律には、「欠格事由」というものがあります。簡単にいうと、「その事由を満たす者は、その職業にはなることができない」というものです。まずは、医師法を例に医療職の欠格事由の歴史を振り返ってみます。

医師法が制定した当時、次のような欠格事由がありました。

●第三条【絶対的欠格事由】

目が見えない者、耳が聞こえない者又は口がきけない者には、免許を与えない。

●第四条【相対的欠格事由】

該当する者には、免許を与えないことがある。第一号精神病者。

絶対的欠格事由とは、これにあてはまる者は一律に免許を与えられないというもので、相対的欠格事由とは、これにあてはまる者は能力に応じて免許を与えられないことがあるというものです。つまり、視覚障害のある人、聴覚障害のある人、言語障害のある人は、過去には医療職になることができない歴史がありました。しかし、このような考えは障害のある人の社会参加の面から望ましくなく、一九九九年に法律の見直しがおこなわれました。そして、絶対的欠格事由は相対的欠格事由へと改正され、障害があっても医療職の免許を取得できるようになりました。

では、言語聴覚士法の欠格事由をみてみましょう。

第四条　次の各号のいずれかに該当する者には、免許を与えないことがある。

（略）

三　心身の障害により言語聴覚士の業務を適正に行うことができない者として厚生労働省令で定めるもの。

これは相対的欠格事由にあたりますので、言語聴覚士の業務を適正におこなえる能力があれば、法律上は免許を取得できることになります。

現に私の知り合いに聴覚障害のある言語聴覚士と吃音症のある言語聴覚士がいます。二人とも仕事を通して知り合い、とても努力をして言語聴覚士になったと聞きました。ただ、障害があっても言語聴覚士になることはできますが、やはり障害があることから苦労する場面も多いようです。言語聴覚士は細かい発音の違いを聞き分けたり、体の様子を観察したり、発音や口の動きの見本を示したりと、どうしても目、耳、口を使う技術が要求されます。患者の前に立つのであれば、「障害があるからできない」は通用しないでしょう。

しかし、別の見方をすれば、より患者の不安に寄り添える存在になりうると思います。自身に障害があるからこそ、患者の気持ちを理解できるし、障害があっても生き生きと働く姿が患者の目標になるかもしれません。

障害者団体や医療従事者を目指す障害者の会などの団体を調べてみると、同じ夢を追う仲間や医療職になった先輩がきっといると思います。そのような場で勉強のコツや臨床実習の工夫などを相談してみるのもいいでしょう。諦めずに夢に向かってチャレンジしてください！

5 言語聴覚士に会って話を聞いてみよう！

言語聴覚士に必要な適性や心構えをみてきましたが、やはり実際に言語聴覚士に会って話を聞いてみたいという人もいることでしょう。そのような人たちのために、実は様々なイベントを通して仕事の紹介や学生の進路相談などの社会活動もおこなっています。

ここではそんな言語聴覚士の社会活動をみていきます。実際に会って話がしたいという人は、ぜひ参加してみてください。

❶病院見学会

都道府県言語聴覚士会（第6章を参照）では、中・高校生を対象にした職業紹介の一環として病院見学会を実施しているところもあります。夏休みや冬休みの長期休暇の時期に実施していて、言語聴覚士の話を聞くだけでなくリハビリテーションの様子を見学することもできます。詳しくはお住まいの都道府県言語聴覚士会のウェブサイトをチェックしてください。進路に迷っている人は積極的に参加してみるといいでしょう。

❷「言語聴覚の日」イベント

言語聴覚士法制定の九月一日を「言語聴覚の日」と定め、言語聴覚士の認知度向上のために開催しているイベントです。こちらも各都道府県言語聴覚士会が開催していて、障害をテーマとして様々な体験ができるイベントになっています。例えば、飲み込み力テストや発音のテストなど、実際に臨床の現場で用いる検査を簡易的に体験でき、家族で楽しめる内容になっています。開催の有無や時期、場所などについては日本言語聴覚士会やお住まいの都道府県言語聴覚士会のウェブサイトをチェックしてください。

❸地域イベント

公民館や市民会館などでおこなわれる市民祭りや夏祭りといった地域のイベントにも、実は言語聴覚士会が簡易なテストの体験や仕事説明のためのブースを設けていることもあります。

また、地域イベントでは障害者団体も多く参加しています。もしかしたら、みなさんのなかには「障害のある人」と接したことがない人もいるのではないでしょうか。言語聴覚士について知ることは大切ですが、障害のある人を知ることも同じくらい大切です。機会があれば、障害者団体のブースに足を運んで話をしてみてください。

ぶっちゃけ裏話!?

言語聴覚士はコミュニケーションじょうず!?

医療職はよく先入観をもってみられることがあります。

本章の最初にイメージの話を述べましたが、リハビリテーション専門職である理学療法士、作業療法士、言語聴覚士は次のようなイメージをもたれているようです。

- 理学療法士↓体育会系でスポーツが好き
- 作業療法士↓文系でおっとりタイプ
- 言語聴覚士↓コミュニケーションがじょうずで話好き

正直、私も理学療法士と作業療法士には同じような先入観を抱いていました。

実際、私がお会いした理学療法士はスポーツを経験してきた人が多く、体育会系特有の上下関係、行動力、リーダーシップを臨床でも遺憾なく発揮していました。また、理屈っぽく結論や答えを出したがり、白黒はっきりしないのを嫌う傾向にありました。作業療法士は、ふわっとした大まかな理解でも気にせず、答えがない会話でも苦にならない傾向にありました。

しかし、理学療法士のなかにも運動が苦手でもっぱらインドア派、体育会系のノリもついていけないと距離を置く人はいます。作業療法士のなかにもハキハキしていて、熱血な人はいます。そのため、全員が先入観どおりの人物像ではないのは確かです。

では、言語聴覚士はどうかというと、「コミュニケーション障害の専門家」として、臨床場面では患者の見本となる存在であり、しっかりとした発音で、正しい言葉遣いを求められます。ときには言語聴覚士が話をし、ときには患者の話に傾聴し、患者のペースに合わせながら些細な変化も見逃さずに会話をつなげてよりよい反応が得られるようにリハビリテーションをしていきます。そのためにも、多くの知識をもって、訓練中だけでなく、その前後の時間も患者の興味がある話題を提供しながらリラックスして訓練に参加できる空間を演出します。確かに「コミュニケーションじょうずで話好き」のイメージどおりでしょう。

しかし、プライベートもそうだとはかぎりません。私自身、他人とコミュニケーションを取るのが苦手な性質で、特に目を合わせて話をすることが全くといっていいほどできません。それなのに、訓練中は患者と目を合わせることができますので、臨床場面とプライベートは本当に別人になります(笑)。仕事とプライベートを分けることを「ON／OFFの切り替え」という言葉で表現しますが、まさに言語聴覚士という仕事とプライベートのON／OFFが無意識のうちにきっかり分かれているのかもしれません。実は、このようにプライベートは寡黙だったり口べただったりという言語聴覚士もけっこういるようです。

もちろん、言語聴覚士としてプライベートでもコミュニケーションがじょうずに越したことはありませんが、私は必須ではないと思います。はっきりいいましょう。プライベートではコミュニケーションがじょうずでなくても、臨床の場面で患者としっかり接することができればいいのです！

言語聴覚士になりたいけどコミュニケーションに自信がないという人は、どうかそれだけを理由に諦めないでください。最初のうちはうまくいかないかもしれませんが、努力を続けていけば患者の見本になるようなコミュニケーションじょうずな言語聴覚士にきっとなれるでしょう。

第6章 資格取得後のスキルアップ

1 超高齢社会に必要な人材

現在の日本は高齢化率が上昇傾向にあり、二〇一九年時点での総人口に対する六十五歳以上の人口の割合は二八・四パーセントになっていて、国民の約三・五人に一人が六十五歳以上です。その後も高齢化率の上昇は予想されていて、二〇六五年には六十五歳以上の人口の割合は三八・四パーセントに達して、国民の約二・六人に一人が六十五歳以上となる超高齢社会に突入すると推察されています（「令和2年版高齢社会白書（全体版）」内閣府〔https://www8.cao.go.jp/kourei/whitepaper/w-2020/html/zenbun/index.html〕［二〇二一年一月十五日アクセス］）。

人間は生きているかぎり病気になるリスクはつきものですし、不慮の事故に遭遇してしまうこともあるでしょう。ただ、高齢そのものがリスク要因と考えられている病気も多く、超高齢社会への突入は、例えば、脳血管障害や難聴、誤嚥性肺炎などの患者が増加し、医療、介護、福祉と多くの領域でニーズの増加が予想されます。

現時点で、言語聴覚療法を必要としている人に対して言語聴覚士の人数が少ないことが問題視されていて、今後さらに言語聴覚士のニーズが高まることは間違いないでしょう。私たち言語聴覚士は、様々なニーズに応えるためにもそれぞれがスキルを磨いて患者の生活のしやすさを追求する姿勢も必要になってきます。

そこで、本章では言語聴覚士になったあとのスキルアップをみていきます。みなさんにはまだ先の話かもしれませんが、目指すべき方向性のヒントとして読んでください。

2　学会や研修会で研鑽を積む

医療分野は、日々新しい情報に更新されています。新しい知見を収集したり、実践的な訓練や検査の技術を学んだりするためにも、言語聴覚士になったあとも学会や研修会に参加して知識や技術に磨きをかけていく必要があります。学会や研修会を開催する団体には大きく分けて、同じ専門職で構成する職能団体と、特定の学問を研究する学術団体があります。多くの言語聴覚士は自分の専門領域の団体に所属し、研究発表や研修会を通して常に知識の更新に励んでいます。

日本言語聴覚士協会と都道府県言語聴覚士会

言語聴覚士の職能団体には、全国規模の日本言語聴覚士協会と都道府県単位で組織される都道府県言語聴覚士会があります。

日本言語聴覚士協会は日本唯一の全国規模の言語聴覚士職能団体であり、言語聴覚士の約七〇パーセントが所属しています。研修などによる最新の言語聴覚療法の発信や言語聴覚障害学の研究、行政との交渉、イベントの企画・参加など様々な活動をしています。

研修では、「生涯学習プログラム」という新人の資質向上と継続的な学習の場を提供する制度を設けています。全般的な内容を学べる基礎プログラムと専門領域に特化した専門プログラムで構成され、新人から若手の知識や技能の習得に役立っています。

研究では年に一度、日本言語聴覚障害学会を開催しています。日々の臨床で培った成果や研究内容を発表することで、言語聴覚療法の発展に貢献するとともに研鑽を積む場になっています。

都道府県言語聴覚士会は通称「都道府県士会」と呼ばれる団体で、都道府県ごとにそれぞれの地域性をもって組織されています。その都道府県に住んでいる、または勤務先がある言語聴覚士が所属し、主に研修会や新任者向けの研究発表の場を提供するなど、若手が気軽に参加できる会としての役割を担っています。また、地域のイベントの参加などの社会活動も積極的におこなっています。

特定の学問を研究する学術団体

特定の学問を研究する学術団体には、専門領域ごとに数多くの学会があります。例えば、失語症をはじめとする高次脳機能障害とその障害の研究の発展を図る日本高次脳機能障害学会、摂食嚥下リハビリテーションの発展・普及を促進する日本摂食嚥下リハビリテーション学会、コミュニケーション障害に対して様々な領域からアプローチして研究する日本コミュニケーション障害学会など、その領域を研究する学者や医療従事者、教育者などが所属し、医療の発展のために日々臨床で培った成果を学会で発表したり、論文としてまとめたりしています。

学会や研究会に参加してみよう

学会とは、団体に所属する会員が日頃の研究成果を持ち寄って参加者の前で発表をおこなう学術大会のことです（医療ドラマによくある大講義室の壇上に立ち、大勢の参加者の前でプロジェクターを駆使して発表する、まさにあれです）。多くの場合、二、三日かけて開催され、学会期間中は数多くの研究に触れることができます。

研究の内容は、リハビリテーションや検査方法などの治療的視点、学校現場での支援といった教育的視点、障害福祉や福祉用具といった福祉的視点などの様々な立場があります。また、研究の方法も、一人の対象者を一定期間訓練した場合と訓練しない場合で効果に違いがあるかどうかを観察する方法や、多数の対象者を二つの群に分けてA訓練法とB訓練法の効果の違いを比較する方法など、実に様々なものがあります。学会に参加するたびに新しい発見があり、また、研究発表のほかに講演やセミナー、書籍販売、医療機器の展示など気軽に参加できるプログラムも多く、ちょっとしたお祭りのような雰囲気です。

研修会は、講義やグループワークなどで知識や技術を学ぶ場です。一日単位のものもあれば、一週間以上かけてその領域を徹底的に学ぶものもあります。教科書では補えない知識を得たり、実践的な手技を学んだりするために、医療従事者は研修会に参加して自分の技能に磨きをかけています。研修会のなかには、学生が参加しやすいように学生料金を設定しているものもあります。特に都道府県言語聴覚士会が主催する研修会は、新人・若手の言語聴覚士が参加しやすいように配慮されていて、日々の臨床ですぐに使える手技や基礎的な内容の振り返りなど、養成校の学生でも理解できる内容もたくさんあります。また、学会とは違って普段着での参加者も多いので、言語聴覚士の世界をのぞいてみたい学生にとってはちょうどいいハードルの高さでしょう（私も何度か講師をしたことがありますが、学生の初々しい姿を見かけるとほっこりします）。

ドラマや小説などで「昔は治療できなかった病気も医学の進歩によって治せるようになった」という台詞を見かけたことがある人もいるでしょう。医療従事者は少なからず自分の専門領域をもち、日々患者と向き合いながら常によりよい医療を提供できるよう模索しています。言語聴覚士のなかには数多くの研究を発表して活躍している人も大勢います。みなさんも言語聴覚士になった暁には、自分の専門領域をもって、社会をあっと言わせるような発表ができるようがんばりましょう。

学会は勉強！　勉強！　リフレッシュ？

学会への参加目的は、最新の研究情報を収集したり、同時開催される研修会や講演会で技術を獲得したりといった自己研鑽ですが、実は裏の目的もあります。それは、同級生との会合です。

養成校卒業後、ある人は都心で就職したり、ある人は地方に帰って就職したりと、みんなそれぞれ目標をもって全国各地に散らばりますので、会おうと思っても気軽に会うことはできなくなります。しかし学会に参加すると、そんなめったに会えない同級生と再会することができます。仕事の一環で参加しているとはいえ久しぶりに会うのですから、盛り上がらないわけがありません。学会終了後は決まって宴会が始まります。しかも、学会によっては同級生のほとんどが参加していたり、たまたま会場にいた養成校の先生が飛び入りで参加してくれたりと、さながらプチ同窓会状態です。

もちろん、学会中は勉強する姿勢に変わりはありませんが、学会終了後のプライベートの時間くらいは、リフレッシュして羽を伸ばすことも必要でしょう。それぞれ専門領域に違いはあっても、同じ苦労をして同じ道に進んだ仲間です。言語聴覚士でいるかぎりずっと付き合っていくことになりますので、同級生とのつながりは大切にしていきましょう。

ちなみに、学会が近づくと自然と連絡も増えてきますので、このプチ同窓会を楽しみにしている人も少なくないようです。

3 認定言語聴覚士を取得

日本言語聴覚士協会は、認定資格制度というキャリアアッププログラムを設けています。この制度は、同協会の生涯学習プログラムを履修し、臨床実習のスーパーバイザーや学会発表などの一定の活動をした実務経験五年以上の言語聴覚士が受講できることになっていて、試験に合格すると認定言語聴覚士の資格が取得できます。

認定資格は専門領域ごとに「摂食嚥下障害領域」「失語・高次脳機能障害領域」「言語発達障害領域」「聴覚障害領域」「成人発声発語障害領域」と分かれていて、高度な専門的知識と熟練した技術の獲得による業務の質の向上が期待できます。

養成校の学生にとっては、国家試験の合格が一つのゴールでしょう。しかし、言語聴覚士としてはスタートを切ったばかりです。現場には養成校で学べないような知識や深い経験則がたくさんありますので、日々研鑽を積んで認定資格に挑戦してみてください。

4 チーム医療の一員として活躍

近年の医療業界は、チーム医療の考え方が注目されています。言語聴覚士もチーム医療の一員として、専門的知識や技術を駆使して患者の生活を支えています。

チーム医療では、多職種を理解することと自分の仕事を正しく伝えることが大切です。スキルアップとは、自己の専門領域を高めることだけではありません。多職種の仕事を理解することでチームのスキルアップにつながり、それがよりよい医療の提供につながります。ここでは、チーム医療の大切さをみていきます。

チーム医療の考え方

近年の医療は複雑化・高度化し、医師一人で患者を取り巻くすべての状況に対処することが困難になってきています。そのためにも、医師や歯科医師がチームリーダーになり、看護師、理学療法士、作業療法士、言語聴覚士、薬剤師、管理栄養士、医療ソーシャルワーカーなどが患者の病状に応じてチームを組み、それぞれが専門的視点から患者が抱える問題を分析し、多角的な医療サービスを提供しています。これが、「チーム医療」です。

多職種と協調する

医療従事者が一人の患者に接する時間は限られています。医師は診療、言語聴覚士はリハビリテーションの時間内でしか患者と関わることができないため、患者の情報をチームで共有することが大切になります。障害の程度やリハビリテーションの内容、心理面・生活面でのサポートなど、カルテを見たりカンファレンスで意見交換したりして、共通の目標を掲げて効率的なケアを進めていきます。

しかし、カルテを見るときやカンファレンスで話し合うときに多職種の業務内容を理解できなければどうなるでしょうか。例えば、理学療法士による身体状況の説明を理解しきれなければ、嚥下訓練のときに正しい姿勢を取ることができず、訓練の効果が引き出せません。このようなことが原因になり、結果的に医療サービスの質の低下につながることもあります。患者に質のいい医療サービスを提供するためにも、院内の勉強会に参加したり、多職種向けの講習会に参加したりと、積極的に多職種の業務内容やリハビリテーションの知識を取り入れる努力が必要です。

患者や家族もチームの一員

医療ドラマで、「手術によって根本から除去するか、薬によって対症的に治療するか、どちらを選択されますか?」のような医師と家族との話し合いの場面を見たことはありませんか? ドラマでは命に関わる重大な病気のときに見られることが多いのですが、実際の医療の現場では、多くの

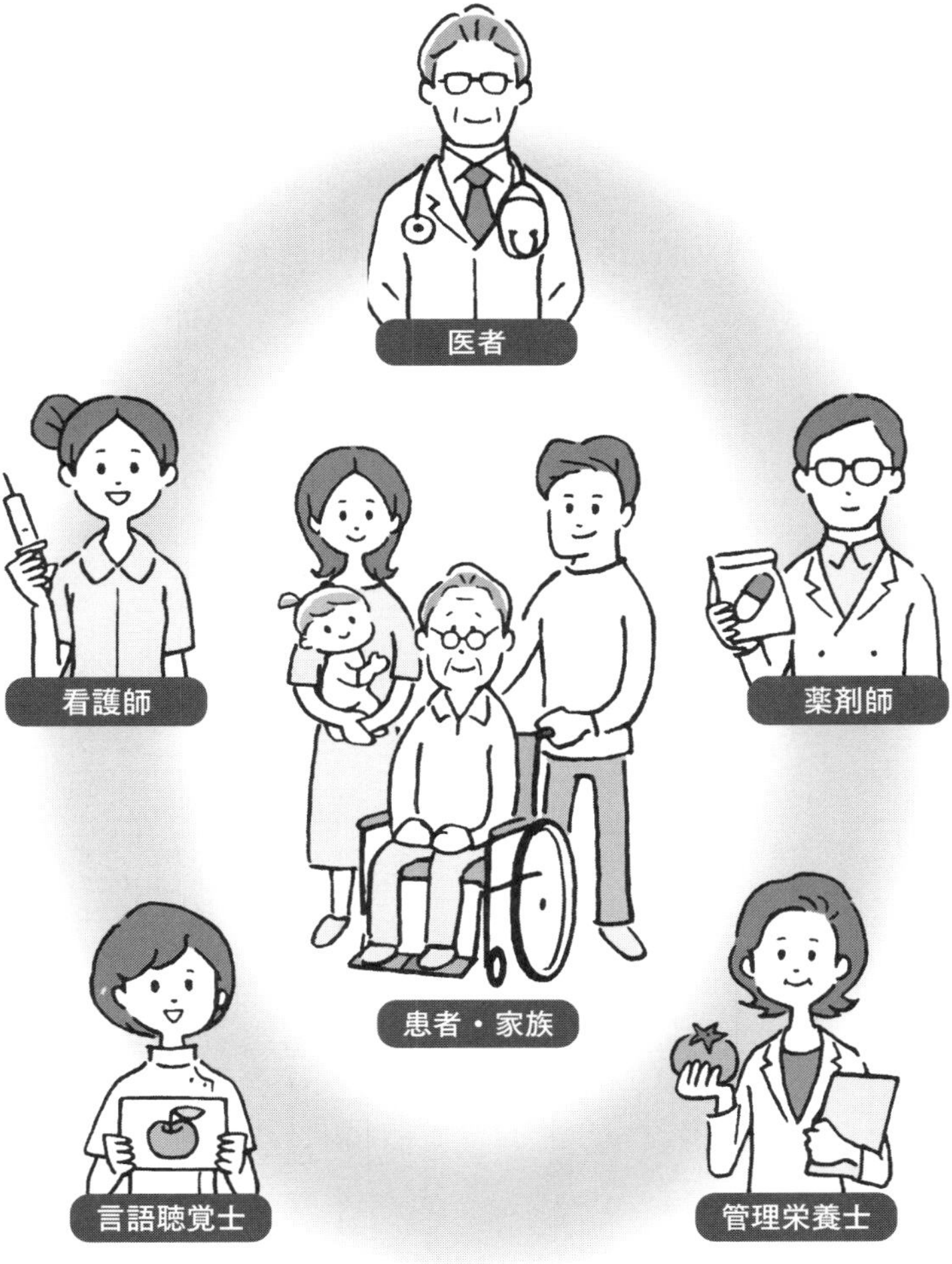

図21　チーム医療の例（イラスト：キムラみのる）

場面で患者や家族と話し合いをします。例えば、私たち言語聴覚士がおこなうリハビリテーションでは、生活のなかでどのようなことに困っていてそれを解消するためにはどのような支援が必要なのか、また、実用的なコミュニケーションを図るためにはどのような手段を導入するのかなど、様々な場面で患者の症状や年齢、体力、家族の存在などを総合的に考えながら患者や家族と一緒に支援内容を選択します。

つまり、チーム医療では、患者や家族は医療サービスを提供される存在ではなく、医療従事者から十分な説明を受けたうえで支援内容を自ら選択していく、チームの一員なのです（図21）。

専門家の専門性とは？

みなさんは、専門家の「専門性」とは、はたして何を指すと思いますか？　資格を得ていること。高度な知識を有していること。どちらも間違いではありません。言語聴覚士は、国家試験に合格して免許を得た者だけが名乗れる職種であり、高度な医療知識を有しています。ただ、多職種連携の研修会に参加した際に、さらに一歩踏み込んで「専門性」を表す一つの答えに出合いました。

かの有名なアルベルト・アインシュタインは、このような言葉を残した。「六歳の子どもに説明できなければ、理解したとはいえない」と。つまり、難しい言葉を難しいまま説明するのではなく、六歳児でも理解できるように説明できてこそ、「専門性」といえるのではないか。

医療分野は難しい言葉が多々あります。多職種のことを理解するために勉強会に参加すると本節で述べましたが、現在の医療はそれぞれの領域が特化していますので深いレベルで理解するのは難しいのが現状です。ましてや、医療の予備知識がない患者や家族にとってはなおさらでしょう。そのため、医療従事者は医療の専門家として、もっている専門知識をわかりやすい言葉に置き換えて伝えるスキルが必要になります。

例えば、「SLTAの結果、物の呼称において喚語困難の症状がみられます」と言われてすぐに理解できますか？　きっと何のことかわからないでしょう。これをわかりやすい言葉に置き換えると「失語症の検査の結果、物を見てその名前を言うことが難しくなっているようです」となります。このように、丁寧に説明することが大切です。

情報を正しく相手に伝えることは容易ではありません。自分がおこなっている訓練や検査の知識があいまいなままでは、説明もきっとあいまいにしかできないでしょう。養成校時代からあいまいな理解のまま進むのではなく、正しく知識を習得して、自分のなかにしっかりと落とし込んで、一歩踏み込んだ「専門性」を身につけてください。

5 地域や災害の場で活躍

現代の医療は、病院のなかだけにとどまりません。時代の流れとともに医療従事者に期待される領域はますます広がっています。ここでは、障害のある人や高齢者が住んでいる地域でおこなうリハビリテーションや、災害時に被災地でおこなう医療をみていきます。

地域リハビリテーション

障害のある人や高齢者、その家族が住み慣れたところで安全に生き生きと生活が送れるよう、医療や保健、福祉に関わるあらゆる人々がリハビリテーションの立場から協力し合っておこなう、「地域リハビリテーション」という考え方があります。

地域リハビリテーションでは、医師やリハビリテーション専門職などの医療従事者、社会福祉士やケアマネージャーなどの福祉職、介護福祉士や訪問介護員（ホームヘルパー）などの介護職、自治会や地域ボランティアなどの地域活動、市役所職員など多方面の分野から人員が集まってネットワークを構築し、障害のある人や高齢者がよりよい生活が送れるように、様々な視点から意見を出し合って支援していきます。

また、リハビリテーション専門職である理学療法士や作業療法士、言語聴覚士は、介護予防の分野でも注目されています。現在の医療には、病気になることを防ぐ「予防医学」という考え方があります。予防医学で有名なのは、「歯医者さんに褒められる歯に」のフレーズでおなじみの、虫歯や歯周病になる前に歯科医での受診を促す歯科領域です。リハビリテーションの領域では、高齢になってからでも自分の足で元気に歩けたり、むせずに食事を楽しめたり、認知症にならないよう頭の体操をしたりといった介護予防を取り入れています。地域リハビリテーションの一環として、市役所や自治会から依頼を受けて、公民館や市民会館などで「介護予防教室」や「健康体操教室」を開いて地域の高齢者が元気に生き生きと暮らせるような活動をしています。

災害時の医療

自然災害はいつ発生するかわかりません。二〇一一年の東日本大震災、一六年の熊本地震、一九年の台風十九号、二〇年の令和二年七月豪雨など、近年の日本は悲しいことに多くの自然災害に見舞われています。万が一、自然災害が発生しても冷静に対処できるよう、日頃の備えや訓練がとても大切になります。

医療従事者にとっても、災害はとても重要な現場です。多くの施設では、過去に経験した災害から対処方法を蓄積し、日頃から災害発生を想定した訓練をおこなっています。しかし、実際に発生したときにはライフラインが止まり、その地域の医療機関がすべて機能しなくなる恐れがあります。そのような大規模災害や事故が発生した際に、医師や看護師、救急救命士、その他医療職がいち早く現場に急行して被災地の支援にあたる災害派遣医療チーム（DMAT）や、被災者の自立を手助けする大規模災害リハビリテーション支援関連団体協議会（ＪＲＡＴ）などがあります。

災害医療の活動には、講習会などによる知識の習得と緊急時の冷静な対応が必要になります。また、災害の現場は医療機関とは異なり、凄惨な場面を目にする機会も多くなるでしょう。そのような状況で取り乱さない心の強さも必要になります。

私たちにもできることがある

私が災害時の医療を意識したのは東日本大震災がきっかけです。私が生まれ育った地域も大きな被害を受け、連日のようにニュースで速報が流れていました。幸いにも実家周辺は比較的被害が小さかったのですが、それでも見覚えがある地域の変わり果てた姿を見るといても立ってもいられず、すぐさま地元に帰りその足でボランティアに参加しました。

ボランティアの受け付けは、医師・看護師と一般に分かれていて、「このような場では言語聴覚士は無力な存在なんだ」と感じながら一般の受け付けを通り、津波で流されてしまった家屋の片付けや泥水の除去の手伝いをしました。

しかし、ボランティアの現場にはそんな鬱屈とした考えを吹き飛ばすように様々な人たちが知恵をめぐらせて活動していました。パサついた保存食を高齢者でもじょうずに飲み込めるように嚥下体操を指南している人、耳が聞こえにくい人が情報を受け取れるようにボードを掲示したり、ダンボールでメガホンを作ったりしている人、発達障害のある子どもがパニックにならないようにダンボールでパーテーションを作っている人、言語障害のある人向けに五十音表を手作りしている人など、そこにあるもので対処しようという数々の知恵と工夫がありました。

　専門家になると、どうしても物事を難しく考えがちになってしまいます。しかし、実際の現場はそうではなく、身につけた専門性が役に立つのであれば遠慮なく提供し、力仕事が必要なら片付けや泥水の除去に参加する、そんな「困っている人を助けたい」という気持ちが大事なのだと気づかされました。

　災害の現場は、一個人の力ではどうしようもないほど大きな問題です。そのため専門の支援組織の力が必要になるでしょう。しかし、ときには一個人としての視点をもち、身近なところからできる支援も必要です。私たちにもできることがきっとあるはずです。

6　プラスαがある言語聴覚士を目指して

　近頃の医療従事者は、その資格特有の知識だけでなく、様々な知識や技能を取得して幅広く活躍する場も増えてきました。言語聴覚士も同様で、言語聴覚士の知識にプラスして、特別な知識や技能を使って活躍している人がたくさんいます。そのため、本書でも説明文やコラムを通して多くの場で活躍できる可能性を提示してきました。

そこで本書の最後の節では、今後の医療を支えていくみなさんに目指してほしい言語聴覚士像、つまり「プラスαがある言語聴覚士」をみていきます。

まず、どのようなプラスαを得るかですが、一口に言語聴覚士といってもそれぞれ目指すべきものは違ってきますので、それによって求める特別な知識や技能も違ってきます。

例えば、臨床力をレベルアップさせて患者によりよい医療を提供するために、毎日論文を読むことを心がけたり、認定資格を取得したりすることもいいでしょう。また、手先が器用だったり物を作るのが得意だったりしたらオリジナルの教材を積極的に作ってもいいでしょう。研究によって未来の医療界に新しい発想を届けたいという目標をもって、学会に積極的に参加したり論文を投稿したりするのもいいと思います。国際的に活躍することを目指して英会話力を高めるのもいいでしょう。地域の生活を豊かにするために介護予防に力を入れたり、災害時に役立てる存在を目指して災害リハビリテーションを学んだりするのもいいと思います。

ただ、特別な知識や技能は、学術的なことばかりではありません。いろんな人とコミュニケーションを取るために手話などのコミュニケーション手段を習得したり、本を書いて障害や言語聴覚士のことをアピールしたり、タブレット端末のアプリで気軽に使える訓練教材を作ってみたり、障害のある子どもと一緒にスポーツチームを作るためにサッカーや野球をがんばったりといった臨床以外で役立つプラスαもいいでしょう。さらに、障害者団体の運営を手伝ったり、地域のイベントに参加して啓蒙活動に励んだりといった行動で示すプラスαもいいと思います。

日々の臨床に注力することはもちろんですが、患者との関わりは患者が病院にいるときだけではありません。患者が地域に帰ってからも関わりは続いています。そのため、言語聴覚士はみな、自分だけのプラスαをもって患者と接しています。

仕事を始めてから、自分が目指すべきものを見つけてプラスαの勉強をするのもいいですし、自分が好きなことや興味があることを突き詰めた結果、それがプラスαになることもあるでしょう。ここでの説明はきっとみなさんにとっては数年先のことかもしれません。しかし、言語聴覚士になって仕事を一通り覚えたら、ぜひ本書のことを思い出して、プラスαの知識や技能の習得に向けてステップアップしてください。そして、すばらしい言語聴覚士になって活躍してください。

これが私のプラスα

みなさんのなかには、「言語聴覚士は手話ができる」というイメージをもっている人もいるかもしれません。

私が養成校在学中に『オレンジデイズ』（TBS系、二〇〇四年）という聴覚障害のある女性がヒロインのドラマが放送され、学校内で手話ブームが起こったことがあります。私もブームの波に乗り一時期手話サークルに在籍したことがありますが、実は言語聴覚士にとって手話はそれほど重要ではありません。理由はいくつかあり、手話を使う聴覚障害のある人は意外に少ないこと、手話を使えなくても筆談で十分コミュニケーションが取れること、そしていちばんの理由が言語聴覚士の多くが失語症や摂食・嚥下障害を扱う領域で勤務していることです。言語聴覚士のなかには手話と一生触れることなく現役を引退する人もいます。

私も手話にそれほど興味をもっていませんでしたが、ある患者との出会いが私の考え方を変えました。その患者はもともと聴覚障害があり、脳血管障害によって失語症を発症しました。聴覚障害があるために声での反応は見込めず、補聴器の使用も拒み、どうしていいか手詰まりでした。そんななか、患者がたどたどしい手話でどうにか意思を伝えようとしていて、そのときになってはじめて手話を真剣に勉強しなかったことを後悔しました。それから地域の手話サークルに入り、手話の勉強に取り組みました。

ここで話が終われば私のプラスαは「手話」になるのでしょうが、話はまだまだ続きます。その手話サークルのイベントで、ついに私にとって特別な存在と出合います。それが、「手話落語」です。イベントでは聴覚障害のある人が手話で落語を演じ、施設の職員が台詞をあてていたのですが、その台詞がまぁ、へたなことへたなこと。「これなら自分のほうがうまくできる！」と勇んで落語教室に入会し、いまでは立派な手話落語家です。

私自身、手話落語と出合うまでは言語聴覚士の仕事は臨床だけだと思っていました。しかし、手話落語を通して聴覚障害のある人が楽しめるイベントが少ないことに気づき、いまでは聴覚障害のある人も一緒に楽しめるイベントを考える活動をしています（一緒に活動してくれる仲間にマジックができる言語聴覚士もいます）。

もちろん、私たちは言語聴覚士として現場の患者と向き合うのが仕事です。しかし、それ以外にも私たちのことを必要としてくれている人がいることを知ってください。そのうえで、自分にとってのプラスαを見つけてください。

手話落語。これが私のアナザースカイ……間違えました。これが私のプラスαです。


ぶっちゃけ裏話!?

給料はだいたいこのくらい

言語聴覚士の給料はどのくらいか。このリアルな給料事情に切り込んでいきましょう。

給料は、学歴や経験年数、年齢などによって多少の差が出てきます。学歴については第2章で述べましたので、ここでは、高校卒業後にストレートに大学に入学し、国家試験に合格した二十二歳大学卒を例にみていきます。

都内の総合病院に就職した場合、初任給は資格手当、職務手当などの諸手当を含んで二十二万円から二十五万円が相場のようです。一般企業の新卒の初任給は十九万円から二十万円が相場なので、諸手当の分、医療従事者は新卒から比較的高い給料をもらえているといえるでしょう。

また、医療機関はめったにつぶれることはなく、関連病院への転勤はあっても近場でしょうし、週休二日はローテーションで取ることができますし、昇給も毎年のようにありボーナスも一定額もらえますので、安定して仕事ができる環境といえます。

ただし、一般企業のように昇進はあまり見込めません。医療機関のトップはやはり医師です。そのためリハビリテーション科長にはなれるかもしれませんが、それ以上は難しいでしょう。

しかし、私たち医療従事者は、その知識や技能から書籍を出版したり、研修会で謝礼をもらったりと、メインの職場以外の副業も可能です。たくさん研究発表をして論文を書き、その領域で有名になれば、どしどし書籍の依頼がきて、研修会にもバンバン呼ばれて、もしかしたら年収一千万円も夢ではないかもしれません（本当の本当にごく一握りですが、そのような人も実在するようです）。

医療従事者は安定した職業ですが、実は努力次第で夢がある職業です。生々しい話になってしまいましたが、働くうえでお金は大事な要素なので、もっと知りたい人はインターネットの求人票などを調べてみてください。

参考文献

大森孝一／永井知代子／深浦順一／渡邉修編『言語聴覚士テキスト 第3版』医歯薬出版、二〇一八年

平野哲雄／長谷川賢一／立石恒雄／能登谷晶子／倉井成子／斉藤吉人／椎名英貴／藤原百合／苅安誠／城本修／矢守麻奈編集『言語聴覚療法臨床マニュアル 改訂第3版』協同医書出版社、二〇一四年

日本災害リハビリテーション支援協会ウェブサイト（https://www.jrat.jp/）〔二〇二一年一月十五日アクセス〕

厚生労働省ＤＭＡＴ事務局ウェブサイト（http://www.dmat.jp/）〔二〇二一年一月十五日アクセス〕

「地域包括ケアシステム」厚生労働省（https://www.mhlw.go.jp/stf/seisakunitsuite/bunya/hukushi_kaigo/kaigo_koureisha/chiiki-houkatsu/）〔二〇二一年一月十五日アクセス〕

日本言語聴覚士協会ウェブサイト（https://www.japanslht.or.jp/）〔二〇二一年一月十五日アクセス〕

言語聴覚士養成校一覧

2021年1月時点での言語聴覚士養成校を地域別に掲載します。

学校名のあとの（　）内の「昼」とは「昼間課程」、「夜」とは「夜間課程」を指し、そのあとの年数は、課程修了に設定されている年数を示します。また、「大卒課程」とは入学資格が大学卒業あるいは卒業見込みであることを指します。

1　北海道・東北地方

- **北海道リハビリテーション大学校（昼3年制）**
〒060－0063　北海道札幌市中央区南3条西1－15
- **北海道医療大学（昼4年制）**
〒061－0293　北海道石狩郡当別町金沢1757　当別キャンパス
- **札幌医学技術福祉歯科専門学校（昼3年制）**
〒064－0805　北海道札幌市中央区南5条西11－1289－5
- **弘前医療福祉大学（昼4年制）**
〒036－8102　青森県弘前市大字小比内3－18－1
- **仙台青葉学院短期大学（昼3年制）**
〒980－0021　宮城県仙台市青葉区中央4－5－3　中央キャンパス
- **東北文化学園大学（昼4年制）**
〒981－8551　宮城県仙台市青葉区国見6－45－1
- **国際医療看護福祉大学校（昼3年制）**
〒963－8811　福島県郡山市方八町2－4－19

2　関東地方

- **医療専門学校　水戸メディカルカレッジ（昼3年制）**
〒310－0035　茨城県水戸市東原3－2－5
- **国際医療福祉大学（昼4年制）**
〒324－8501　栃木県大田原市北金丸2600－1　大田原キャンパス
- **前橋医療福祉専門学校（昼2年制　※大卒課程）**
〒371－0006　群馬県前橋市石関町122－6
- **群馬パース大学（昼4年制）**
〒370－0006　群馬県高崎市問屋町1－7－1
- **埼玉福祉保育医療専門学校（昼3年制／夜2年制　※大卒課程）**
〒330－0845　埼玉県さいたま市大宮区仲町3－88－2

● **目白大学（昼4年制）**
〒339－8501　埼玉県さいたま市岩槻区浮谷320　さいたま岩槻キャンパス

● **国立障害者リハビリテーションセンター学院（昼2年制　※大卒課程）**
〒359－8555　埼玉県所沢市並木4－1

● **国際医療福祉大学（昼4年制）**
〒286－8686　千葉県成田市公津の杜4－3　成田キャンパス

● **東京医薬専門学校（昼3年制／夜2年制　※大卒課程）**
〒134－0084　東京都江戸川区東葛西6－5－12

● **首都医校（昼2年制　※大卒課程）**
〒160－0023　東京都新宿区西新宿1－7－3　総合校舎コクーンタワー

● **日本福祉教育専門学校（昼2年制　※大卒課程）**
〒169－0075　東京都新宿区高田馬場2－16－3

● **西武学園医学技術専門学校（昼3年制）**
〒170－0013　東京都豊島区東池袋3－9－3　東京池袋キャンパス

● **帝京平成大学（昼4年制）**
〒170－8445　東京都豊島区東池袋2－51－4　池袋キャンパス

● **多摩リハビリテーション学院専門学校（昼2年制　※大卒課程）**
〒198－0004　東京都青梅市根ヶ布1－642－1

● **武蔵野大学（昼2年制　※大卒課程）**
〒202－8585　東京都西東京市新町1－1－20　武蔵野キャンパス

● **東京工科大学（昼4年制）**
〒144－8535　東京都大田区西蒲田5－23－22　蒲田キャンパス

● **昭和女子大学（昼4年制）**
〒154－8533　東京都世田谷区太子堂1－7－57

● **北里大学（昼4年制）**
〒252－0373　神奈川県相模原市南区北里1－15－1　相模原キャンパス

● **茅ヶ崎リハビリテーション専門学校（昼2年制　※大卒課程）**
〒253－0061　神奈川県茅ヶ崎市南湖1－6－11

3　中部地方

● **新潟医療福祉大学（昼4年制）**
〒950－3198　新潟県新潟市北区島見町1398

● **新潟リハビリテーション大学（昼2年制　※大卒課程）**
〒958－0053　新潟県村上市上の山2－16

● **福井医療大学（昼4年制）**
〒910－3190　福井県福井市江上町55－13－1

● **長野医療衛生専門学校（昼4年制）**
〒386－0012　長野県上田市中央2－13－27

● **サンビレッジ国際医療福祉専門学校（昼3年制）**
〒503－2413　岐阜県揖斐郡池田町白鳥104

● **東海学院大学（昼4年制）**
〒504－8511　岐阜県各務原市那加桐野町5－68

● **聖隷クリストファー大学（昼4年制）**
〒433－8558　静岡県浜松市北区三方原町3453

● **名古屋医専（昼2年制　※大卒課程）**
〒450－0002　愛知県名古屋市中村区名駅4－27－1　総合校舎スパイラルタワーズ

● **東海医療科学専門学校（昼2年制　※大卒課程）**
〒450－0003　愛知県名古屋市中村区名駅南2－7－2

● **日本聴能言語福祉学院（昼3年制／昼2年制　※大卒課程）**
〒453－0023　愛知県名古屋市中村区若宮町2－14

● **日本福祉大学中央福祉専門学校（昼2年制　※大卒課程）**
〒460－0012　愛知県名古屋市中区千代田3－27－11

● **愛知淑徳大学（昼4年制）**
〒480－1197　愛知県長久手市片平2－9　長久手キャンパス

● **愛知学院大学（昼4年制）**
〒470－0195　愛知県日進市岩崎町阿良池12　日進キャンパス

4　近畿地方

● **京都医健専門学校（昼2年制　※大卒課程）**
〒604－8203　京都府京都市中京区三条通室町西入衣棚町51－2

● **京都光華女子大学（昼4年制）**
〒615－0882　京都府京都市右京区西京極葛野町38

● **京都先端科学大学（昼4年制）**
〒615－8577　京都府京都市右京区山ノ内五反田町18　京都太秦キャンパス

● **大阪保健医療大学（昼2年制　※大卒課程）**
〒530－0043　大阪府大阪市北区天満1－9－27　天満橋キャンパス

- **大阪医療技術学園専門学校（昼3年制／昼夜2年制　※大卒課程）**
〒530－0044　大阪府大阪市北区東天満2－1－30

- **大阪医専（昼2年制　※大卒課程）**
〒531－0076　大阪府大阪市北区大淀中1－10－3　大阪医専総合校舎

- **大阪医療福祉専門学校（昼2年制　※大卒課程）**
〒532－0003　大阪府大阪市淀川区宮原1－2－14

- **大和大学（昼4年制）**
〒564－0082　大阪府吹田市片山町2－5－1

- **大阪人間科学大学（昼4年制）**
〒566－8501　大阪府摂津市正雀1－4－1　正雀学舎

- **関西福祉科学大学（昼4年制）**
〒582－0026　大阪府柏原市旭ヶ丘3－11－1

- **大阪河﨑リハビリテーション大学（昼4年制）**
〒597－0104　大阪府貝塚市水間158

- **神戸総合医療専門学校（昼2年制　※大卒課程）**
〒654－0142　兵庫県神戸市須磨区友が丘7－1－21

- **関西総合リハビリテーション専門学校（昼3年制）**
〒656－2132　兵庫県淡路市志筑新島7－4

- **平成リハビリテーション専門学校（昼2年制　※大卒課程）**
〒663－8231　兵庫県西宮市津門西口町2－26

- **神戸医療福祉専門学校（昼4年制）**
〒669－1313　兵庫県三田市福島501－85　三田校

- **姫路医療専門学校（昼3年制）**
〒670－0927　兵庫県姫路市駅前町27－2

- **姫路獨協大学（昼4年制）**
〒670－8524　兵庫県姫路市上大野7－2－1

- **関西学研医療福祉学院（昼2年制　※大卒課程）**
〒631－0805　奈良県奈良市右京1－1－5

- **白鳳短期大学（昼1年制　※大卒、医療系専門学校卒などの一定条件あり）**
〒636－0011　奈良県王寺町葛下1－7－17

5　中国・四国地方

- **川崎医療福祉大学（昼4年制）**
〒701－0193　岡山県倉敷市松島288

● **朝日医療大学校（昼3年制）**
〒700－0026　岡山県岡山市北区奉還町2－7－1

● **リハビリテーションカレッジ島根（昼4年制）**
〒699－3225　島根県浜田市三隅町古市場2086－1

● **県立広島大学（昼4年制）**
〒723－0053　広島県三原市学園町1－1　三原キャンパス

● **広島都市学園大学（昼2年制　※大卒課程）**
〒731－3166　広島県広島市安佐南区大塚東3－2－1　西風新都キャンパス

● **広島国際大学（昼4年制）**
〒739－2695　広島県東広島市黒瀬学園台555－36　東広島キャンパス

● **山口コ・メディカル学院（昼4年制）**
〒753－0054　山口県山口市富田原町2－24

● **四国中央医療福祉総合学院（昼3年制）**
〒799－0422　愛媛県四国中央市中之庄町1684－10

● **高知リハビリテーション専門職大学（昼4年制）**
〒781－1102　高知県土佐市高岡町乙1139－3

6　九州・沖縄地方

● **麻生リハビリテーション大学校（昼3年制／昼夜2年制　※大卒課程）**
〒812－0007　福岡県福岡市博多区東比恵3－2－1

● **福岡国際医療福祉大学（昼2年制　※大卒課程）**
〒814－0001　福岡県福岡市早良区百道浜3－6－40

● **国際医療福祉大学（昼4年制）**
〒831－8501　福岡県大川市榎津137－1　大川キャンパス

● **柳川リハビリテーション学院（昼3年制）**
〒832－0058　福岡県柳川市上宮永町116－1

● **長崎リハビリテーション学院（昼3年制）**
〒856－0048　長崎県大村市赤佐古町42

● **熊本駅前看護リハビリテーション学院（昼4年制）**
〒860－0047　熊本県熊本市西区春日2－1－15

● **熊本保健科学大学（昼4年制）**
〒861－5598　熊本県熊本市北区和泉町325

● **大分リハビリテーション専門学校（昼3年制）**
〒870－8658　大分県大分市千代町3－22

● **九州保健福祉大学（昼4年制）**
〒882－8508　宮崎県延岡市吉野町1714－1

● **鹿児島医療技術専門学校（昼4年制）**
〒891－0133　鹿児島県鹿児島市平川町字宇都口5417－1　平川キャンパス

● **鹿児島第一医療リハビリ専門学校（昼3年制）**
〒899－4395　鹿児島県霧島市国分中央1－12－42

● **沖縄リハビリテーション福祉学院（昼3年制）**
〒901－1393　沖縄県島尻郡与那原町板良敷1380－1

おわりに

ある言語聴覚士を目指す学生とSNS上でやりとりをしたときの話です。その学生は、突然このようなメッセージを送ってきました。

医師は医療の現場で手術をしたり、薬を処方したりと、直接的に病気を治すことができます。ですが、言語聴覚士にはそのような力がありません。結局、病気を治すのは医師です。言語聴覚士がなぜ存在しているのかわからなくなりました。一体どういうモチベーションで働いているのでしょうか。

医療現場は医師を中心とする世界です。診察、処置、手術などすべてに医師が関与し、特に急性期（発症した直後）の現場では医師による施術が終了し、意識が安定しだしたリハビリテーションの導入段階になってようやく言語聴覚士が介入します。しかし、医療にとっては原因疾患との闘いの終わり際かもしれませんが、患者にとっては後遺症との闘いが始まったばかりです。先が長い人生で、障害を受け入れてリハビリテーションに奮起し、社会復帰まで目指すことは、出口のないトンネルを走るようなものです。つらくないわけがありません。絶望しないわけがありません。それでも前を向いて進むしかないのです。

私は、その学生にこう返事を出しました。

私たち言語聴覚士は、ときに患者さんに寄り添う伴走者となり、ときに行き先を照らす灯りとなり、その後の人生を支援する職業だと考えています。社会的には決して華々しい職業ではないかもしれません。ですが、私たちのことを〝希望〟として見てくれている人は確かに存在します。

だから私は、今日も患者にとっての〝希望〟であり続けられるよう、胸を張って働いています。

本書を読んでくださったあなたも患者の希望につながる、その貴重な貴重な一歩を踏み出してくれることを祈っています。

［著者略歴］
みやの ひろ
ミルフィーユで町おこしをねらう地域の出身
大学で言語聴覚士養成課程を履修し、2008年に言語聴覚士免許取得。専門は聴覚障害領域
地域の手話サークルのイベントで手話落語に出合い、あまりのへたさに「自分のほうがよっぽどうまくできる!」とイキってアマチュア落語の世界に飛び込む。落語では師匠からけちょんけちょんにされ、手話では先生からダメ出しを食らい続け、心が折れそうになりながらもめげずに手話落語家（仮）兼言語聴覚士として活動中
ブログ「GO!GO!ST」（https://gogost.stnavi.info/）

言語《げんご》聴覚士《ちょうかくし》になろう！

発行――――2021年4月26日　第1刷
　　　　　　2023年10月5日　第2刷
定価――――1600円＋税
著者――――みやの ひろ
発行者―――矢野未知生
発行所―――株式会社青弓社
〒162-0801 東京都新宿区山吹町337
電話 03-3268-0381（代）
http://www.seikyusha.co.jp
印刷所―――三松堂
製本所―――三松堂

ISBN978-4-7872-1055-5　C0047